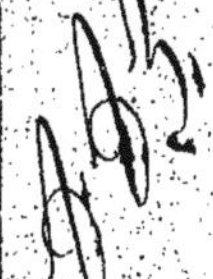

DOCUMENTS

POUR SERVIR A L'HISTOIRE

DES

AFFECTIONS SYMPATHIQUES

DE L'ŒIL

(Formes papillaires. — Étiologie. — Traitement.)

PAR

HENRI NARCISSE DRANSART,

Docteur en médecine.
Ancien interne des Hôpitaux de Paris,
Membre correspondant de la Société anatomique.
Lauréat de l'École de Lille, 67–68,

PARIS

COCCOZ, LIBRAIRE-ÉDITEUR,

30, RUE DE L'ÉCOLE-DE-MÉDECINE, ET COUR DU COMMERCE, 32.

1873

DOCUMENTS

POUR SERVIR A L'HISTOIRE

DES

AFFECTIONS SYMPATHIQUES

DE L'ŒIL

VERSAILLES. — IMPRIMERIE CERF ET FILS, 59, RUE DU PLESSIS.

DOCUMENTS

POUR SERVIR A L'HISTOIRE

DES

AFFECTIONS SYMPATHIQUES

DE L'ŒIL

(Formes papillaires. --- Étiologie. --- Traitement.)

PAR

Henri Narcisse DRANSART,

Docteur en médecine.
Ancien interne des Hôpitaux de Paris,
Membre correspondant de la Société anatomique.
Lauréat de l'École de Lille, 67-68,

PARIS

COCCOZ, LIBRAIRE-ÉDITEUR,

30, RUE DE L'ÉCOLE-DE-MÉDECINE, ET COUR DU COMMERCE, 32.

1873

DOCUMENTS

POUR SERVIR A L'HISTOIRE

DES

AFFECTIONS SYMPATHIQUES

DE L'ŒIL

(FORMES PAPILLAIRES. — ÉTIOLOGIE. — TRAITEMENT.

PRÉFACE ET DIVISION

La première partie de ce travail sera consacrée à l'étude des lésions papillaires dans l'ophthalmie sympathique : nous tâcherons de démontrer l'existence de formes particulières non encore décrites jusqu'aujourd'hui.

C'est notre maître, M. Abadie, qui a attiré notre attention sur ces formes spéciales, c'est d'après ces conseils que nous les avons étudiées, c'est donc à lui que nous sommes redevable d'avoir pu présenter dans notre thèse les documents qui établissent l'existence de ces formes non connues des manifestations sympathiques. Nous prions notre maître de vouloir bien recevoir l'assurance de toute notre reconnaissance.

Dans la seconde partie nous rapporterons des faits

sur lesquels nous étayerons quelques données nouvelles concernant l'étiologie de l'ophthalmie reflexe.

Cette seconde partie comprendra un deuxième chapitre dans lequel nous essayerons d'étudier la pathogénèse des phénomènes sympathiques : aux documents empruntés aux divers auteurs, nous ajouterons un fait que nous croyons capable d'élucider, dans une certaine mesure, cette question si difficile.

La troisième et dernière partie sera consacrée à l'étude du traitement. Nous serons très-bref à ce sujet, et nous insisterons en particulier sur la section de l'iris comme méthode thérapeutique pouvant convenir à certains cas spéciaux.

PREMIÈRE PARTIE

Des lésions papillaires considérées comme formes de l'ophthalmie sympathique.

De Brondeau en 1858 (Th. de Paris), relatait une série de cas où les manifestations sympathiques étaient bornées à de simples troubles fonctionnels. Dans ces cas, l'ophtalmoscope ne décélait aucune altération. L'œil atteint sympathiquement éprouvait parfois une simple diminution de l'acuité visuelle, des douleurs dans quelques cas. Parfois un brouillard épais obscurcissait la vue, parfois l'asthénopie était le seul symptôme.

D'autres auteurs ont signalé des cas où le seul phénomène observé consistait dans un rétrécissement plus ou moins considérable du champ visuel. M. Mooren en a signalé plusieurs cas intéressants dans son récent travail traduit de l'allemand par le docteur Lebeau. Ici encore, les milieux de l'œil étaient transparents, et l'ophthalmoscope ne décelait aucune lésion.

Donders, le premier, a signalé la forme nerveuse sympathique dans laquelle la photophobie, le spasme des paupières et la sécrétion lacrymale sont tels que la vision paraît abolie, alors qu'un traitement approprié rend à l'organe toute l'intégrité de ses fonctions. Dans cette forme les milieux sont également transparents et lorsqu'après l'énucléation on peut procéder à l'examen ophthalmoscopique, on ne découvre aucun trouble matériel.

Dans les cas de Cohn, dont l'histoire se trouve dans la deuxième partie de notre travail, les milieux de l'œil sont encore transparents, et l'ophthalmoscope n'y dénote aucune lésion. Les troubles fonctionnels ont été simplement marqués par une diminution progressive de l'acuité visuelle.

Ainsi donc, à l'irido-choroïdité plastique et séreuse à l'iridokératite sympathiques, venaient s'ajouter une foule de formes dont les troubles étaient purement fonctionnels et que généralement l'on désignait sous le terme général d'ophthalmie sympathique sans troubles des milieux de l'œil. A mesure que les observateurs et les observations d'ophthalmie sympathique se multipliaient, la polymorphie de cette affection allait toujours grandissant : Rondeau et Mooren observaient l'atrophie de la papille. — De Graëfe, Mooren, Rondeau, Dolbeau, Galezowsky, de Broudeau, Rheindorf et d'autres auteurs signalaient la rétinite et surtout la rétinochoroïdite sympathique. Broudeau et de Graëfe prouvaient par leurs observations l'existence de l'excavation de la papille comme manifestations sympathiques.

Quant à nous, nous venons présenter des faits qui, au premier abord, semblent rentrer dans les formes d'ophthalmies sympathiques sans troubles des milieux de l'œil, mais qui s'en séparent complètement par leur nature et par leur gravité. Il y a bien ici le cachet extérieur des formes à troubles purement fonctionnels, les symptômes subjectifs sont complètement semblables. Comme dans les formes précédentes des milieux de l'œil sont transparents, mais l'ophthalmoscope décèle des troubles matériels au niveau de la papille, troubles qui modifient complètement la nature des cas et qui différencient ces derniers de ceux qui appartiennent aux formes fonctionnelles.

Les lésions auxquelles nous faisons allusion ont leur siége au niveau de la papille. Les lésions du nerf optique considérées comme manifestations de l'ophthalmie sympathique ont été à peine indiquées par les auteurs qui se sont occupés de cette question.

M. Ledoux (Thèse de Paris 1871) a signalé l'atrophie de la papille comme forme rare de l'ophthalmie sympathique, en rapportant les deux faits de Rondeau et celui de Mooren.

Cet auteur fait observer judicieusement à ce propos, que les altérations profondes de nature sympathique sont sans doute plus fréquentes que ne pourrait le faire croire le nombre d'observations, et cela, pour plusieurs raisons : « Tous les chirurgiens, dit-il, n'ont pas une habitude assez grande de l'ophthalmoscope pour reconnaître toutes les lésions commençantes ou légères du fond de l'œil. D'un autre côté, on a l'habitude de donner une étiologie toute différente aux cas d'atrophie papillaire montrés par l'ophthalmoscope, parce que jusqu'à présent on n'a guère parlé de cette affection comme maladie sympathique.

M. Ledoux a également signalé l'excavation de la papille, il cite les faits connus de Rondeau et de de Graëfe. Mooren en a également signalé quelques cas personnels peu probants comme il le fait remarquer lui-même.

Dans le même chapitre, intitulé des formes rares de l'ophthalmie sympathique, M. Ledoux consacre un paragraphe à l'étude de la rétinite ou choroïdo-rétinite réflexe. Il cite cinq observations de chorio-rétinite qu'il a empruntées à différents observateurs, Dolbeau, De Graëfe, Rheindorf et Galézowsky. Depuis, un nombre assez considérable de faits analogues a été recueilli par divers observateurs. Nous en avons rencontré dans la thèse de M. de Broudeau et dans le travail de M. Mooren.

Ainsi donc, comme on le voit, les lésions du nerf optique et de la rétine ont déjà été signalées comme formes rares de l'ophthalmie sympathique. L'atrophie et l'excavation de la papille d'une part, la rétinite et la chorio-rétinite d'autre part, telles sont les formes dont l'existence est aujourd'hui démontrée par les faits.

Nous avions eu d'abord l'intention de faire dans cette thèse l'histoire de toutes les manifestations sympathiques ayant leur siége dans la rétine et le nerf optique. Nous avions réuni pour cela toutes les observations que nous avions pu recueillir dans les travaux spéciaux parus sur la question : mais, l'étendue du sujet était telle qu'elle dépassait les bornes de notre travail et de notre temps, aussi, nous sommes-nous décidé, quoique à regret, à limiter notre sujet et à ne traiter ici que des lésions et des troubles limités à la papille. Aux faits nouveaux que nous allons présenter au lecteur, nous rattacherons les cas d'atrophie papillaire signalés par Ledoux, à savoir les deux faits de Rondeau et celui de Mooren.

Observation i. — (Clinique du Dr Abadie).

Le nommé Nicolas Demander, âgé de 26 ans, reçoit un coup dans l'œil droit en avril 1873.

Le lendemain de la blessure, le jeune homme se présente à la clinique : la plaie occupe le côté interne de la cornée de l'œil droit sans dépasser les limites de cette membrane, elle est contuse et ne présente pas tendance à une réunion immédiate. Il y a eu issue de l'humeur aqueuse, le cristallin n'a pas été intéressé.

Traitement, repos et bandeau compressif.

Deux jours après, l'œil blessé devient douloureux, on excise un léger prolapsus formé à la surface de la plaie, ce prolapsus était une petite vésicule transparente due à la cicatrice qui avait cédé à la pression intra-oculaire. Il y avait un abaissement considérable de la vision de l'œil blessé. — L'excision du prolapsus amena la disparition des douleurs.

Quelques jours après, des phénomènes d'ophthalmie sympathique se manifestent dans l'œil gauche qui devient douloureux et perd son acuité visuelle en grande partie (l'acuité descend à un dixième).

L'examen de l'œil ne signale aucun trouble dans les milieux qui sont complètement transparents.

La papille offre des altérations remarquables au niveau de ses vaisseaux.

Les artères sont exsangues et offrent l'aspect de cordons blanchâtres filiformes, on perçoit le pouls artériel.

Les veines ont un calibre plus considérable que celui des artères, elles sont flexueuses. Il importe de noter que les douleurs siégeaient au côté interne de l'œil gauche juste à l'endroit correspondant au point où les douleurs avaient leur maximum dans l'œil droit. (Ce point correspond au siége de la blessure).

L'iris est enclavé dans la plaie cornéenne et c'est aux tiraillements de cet organe qu'on attribue les phénomènes sympathiques. M. Abadie fait une iridectomie (8 jours après l'accident) pour empêcher l'iris d'être tiraillé lors de ses contractions immédiatement à la suite de l'opération. La vision s'améliore pour l'œil gauche, l'acuité remonte à deux septièmes D L N, échelle de Snellen; et pour l'œil droit, chose curieuse, l'acuité visuelle redevient normale. L'ophthalmoscope nous montra des phénomènes bien curieux au niveau de la papille gauche. En effet, les vaisseaux étaient redevenus plus larges, le pouls artériel avait disparu ; en un mot, le spasme des artères avait cessé et ces vaisseaux recevaient du sang plus facilement.

Au bout de quatre semaines on constate une rechûte complète. L'œil gauche était de nouveau douloureux, l'acuité visuelle avait également baissé. Les artères de la papille de le ur côté se présentaient sous l'apparence de cordons filiformes. Il y avait aussi le pouls artériel. La surface de la papille est injectée, on ne voit presque plus l'anneau sclérotical.

Pour combattre ces accidents, M. Abadie eut recours à une iridectomie au niveau de l'œil droit (25 juillet).

Cette opération fut suivie de la même amélioration que la première fois. On vit disparaître les douleurs et le pouls artériel au niveau de l'œil gauche.

Le 5 septembre le malade revient à la clinique se plaignant de nouveau de douleurs et d'une diminution de l'acuité visuelle.

Il éprouve en même temps des phénomènes généraux assez importants à noter dans l'espèce. — Il est sujet à des malaises après avoir mangé : il a des maux de tête fréquents et éprouve des vertiges de temps en temps.

A l'œil droit : il y a toujours l'enclavement de l'iris au niveau de la plaie. Cet organe paraît très-adhérent en ce point dans une étendue relativement grande, la sensibilité de cet œil est très-grande à la pression, surtout au côté interne.

Œil gauche, acuité visuelle baissée. Artères de la papille filiformes.

7 septembre. Les douleurs étant de plus en plus fortes et l'acuité visuelle continuant à baisser dans les deux yeux, on se décide à détacher l'iris de ses adhérences à la plaie cornéenne.

L'opération était difficile parce que au niveau des adhérences, il n'y avait plus de chambre antérieure, en sorte que le désenclavement ne pouvait se faire par une simple iridectomie.

En effet, il n'y eut pas moyen d'exciser cette partie adhérente de l'iris et on dut se contenter de la détacher de la cornée autant que possible avec une spatulette introduite par la plaie cornéenne.

Cette opération amena une disparition des douleurs. — La vision remonta de E à N° 4 IV (Snellen), mais au bout de quelque temps on peut constater que l'iris est de nouveau adhérent au même point de la cornée. En même temps, les douleurs reparaissent, l'acuité visuelle continue à baisser progressivement quoique lentement.

8 octobre. Le malade se plaint d'une exacerbation de douleur lorsque le temps est pluvieux, et accompagnée d'une forte diminution momentanée de l'acuité visuelle. — La vue, dit-il, se voile presque complètement à ce moment.

L'examen de la papille fait voir des artères filiformes sans double contour, — le contour de la papille n'est plus très-net bien qu'on la distingue encore.

Il n'y a aucun trouble dans les milieux de l'œil gauche, aucune synechie de l'iris.

Demander ne peut plus travailler, il a essayé plusieurs fois, mais au bout de quelques minutes il ne peut plus fixer et est obligé de cesser son travail.

15 *octobre*. L'acuité visuelle baissant toujours et les douleurs ne disparaissant pas, M. Abadie se décide à enlever la cause supposée des accidents, la synéchie antérieure de l'iris.

La chambre antérieure manquant au niveau de l'enclavement de l'iris, M. Abadie fit une section de la cornée qui coupa en même temps la synéchie à sa base. On compléta l'iridectomie à ce niveau et on enleva la partie de l'iris qui restait adhérente à la cornée.

Tr. Bandeau compressif.

16 *octobre*. — Disparition des douleurs, la chambre antérieure est reformée.

17 *octobre*. Le malade ne voit presque pas, l'œil opéré, on constate l'existence d'opacités dans l'intérieur du cristallin, limitées à la partie correspondante à la section de l'iris. La vision de l'œil gauche a diminué un peu, — brouillards.

Note communiquée par M. Abadie le 31 *octobre*.

Les douleurs sont complètement calmées depuis quelques jours. Il n'y a plus la moindre souffrance. Œil droit : l'iris est complètement libre d'adhérences. Les opacités du cristallin sont très-limitées et ne gênent que très-peu la vision.

Œil gauche. Le malade lit la troisième ligne D. L. N à vingt pieds du tableau de Snellen.

A l'ophthalmoscope, les artères ont repris leur double contour. Elles ne sont plus filiformes, la papille est plus nette, la vision s'améliore tous les jours.

L'observation de Demander, intéressante sous plus d'un rapport (nous ferons ressortir plus loin son importance au point de vue étiologique), l'est surtout en raison des phénomènes sympathiques qu'on a observés du côté de la papille.

La papille dans ce cas est le siége exclusif des manifestations morbides. Tous les milieux de l'œil restent toujours transparents, et l'on ne constate aucune altération de l'iris et de la choroïde.

Le phénomène saillant dans ce cas, c'est la diminution considérable du calibre des artères qui sont filiformes et sans double contour, en même temps qu'on les voit animées de battements. Mais ce qui, d'un autre côté, n'est pas moins intéressant et de nature à faciliter l'interprétation de ces faits, c'est le changement qui s'opère dans l'état des vaisseaux à la suite des diverses opérations pratiquées sur les deux yeux (iridectomie et désenclavement d'iris). Le calibre des artères revient à son état normal, le pouls artériel disparaît et l'acuité visuelle augmente.

Ne semble-t-il pas que l'on assiste aux expériences sur le grand sympathique au point de vue de la contraction des artérioles. Si l'on galvanise le grand sympathique, il y a tétanie artérielle, le sang pénètre avec difficulté dans les vaisseaux dont le calibre est diminué.

Si l'on sectionne les filets sympathiques correspondants, ou bien si l'on cesse d'irriter les filets nerveux, le calibre des vaisseaux augmente et le sang y reprend son cours naturel.

Pour l'œil, c'est l'irritation des nerfs ciliaires qui met en jeu l'action du grand sympathique, et les moyens par lesquels l'irritation de leurs filets est alternativement augmentée et modérée, sont : l'enclavement de l'iris d'une part et l'iridectomie d'autre part. L'iridectomie servait à annihiler pour un temps l'action de l'enclavement.

L'enclavement, en permettant les tiraillements de l'iris, occasionnait l'irritation des nerfs ciliaires et alors on voyait comme phénomène reflexe : la tétanie des artères de la papille du côté opposé. L'iridectomie agissait en s'opposant aux tiraillements, elle faisait cesser momentanément l'irritation des nerfs ciliaires. Dès lors les phénomènes reflexes cessaient de se produire et l'on voyait de nouveau le sang circuler dans les artères de la papille. Les troubles visuels disparaissaient en même temps ainsi que les douleurs de tête, puis au bout de quelque temps l'influence de l'iridectomie était épuisée, et l'on voyait reparaître les mêmes phénomènes du côté de la papille, les artères redevenaient filiformes, la papille se troublait et les troubles visuels réapparaissaient avec les autres phénomènes nerveux.

Nous rapprochons du cas de Demander l'observation suivante qui en est pour ainsi dire le complément :

OBSERVATION II. — *Neuro-rétinite sympathique* (Clinique du docteur Abadie).

Le 20 juin 1871, N..., 43 ans, journalier, reçut dans l'œil gauche un brin de paille. Cet œil fut atteint d'irido-choroïdité et perdit complètement ses fonctions. Trois jours après la blessure, il vit tout d'un coup, en sortant dans la rue, après son déjeûner, un brouillard tomber devant son œil droit. Le brouillard augmenta peu à peu, et bientôt le malade ne put distinguer les personnes. M. Abadie le vit six mois après. La vision était presque nulle des deux yeux, les milieux de l'œil étaient transparents. Rien de particulier à l'iris et à la choroïde.

Du côté de la papille, on voyait une légère suffusion avec décoloration des bords; les artères étaient un peu minces. Les veines d'un aspect caractéristique étaient tortueuses, cette disposition du fond de l'œil rappelait la neuro-rétinite rétrobulbaire. On avait affaire dans ce cas à une forme anormale d'ophthalmie sympathique qu'on aurait peut-être pu enrayer en énucléant l'œil gauche aussitôt après les troubles fonctionnels de l'œil droit. Malheureusement le diagnostic ne fut pas fait dès le début et l'œil gauche, cause de tous ces désordres, ne fut pas enlevé.

Aujourd'hui, la lésion a progressé et cet homme est complètement aveugle. La papille est atrophiée, les bords sont diffus et les veines sont tortueuses.

Dans ce cas, comme chez Demander, les milieux de l'œil sont parfaitement transparents. Tous les phénomènes objectifs s'observent du côté de la papille. On y observe une légère suffusion avec décoloration des bords, les artères sont un peu minces, les veines sont tortueuses, enfin, comme le dit l'observateur, on y voyait tous les caractères de la rétinite rétro-bulbaire. Chez Demander, il y avait également tous ces signes, mais avec cette différence qu'on les voyait disparaître comme par enchantement à la suite d'une iridectomie en même temps que disparaissaient en partie les troubles fonctionnels; néanmoins nous avons vu, qu'à la suite de la dernière opération faite sur Demander, la vision de l'œil gauche, loin de s'améliorer comme les autres fois, continua à baisser progressivement. Y-a-t-il eu ici influence de la cataracte survenue à droite à la suite de l'opération? Ou bien est-ce dû simplement à ce que les lésions, temporaires d'abord, étaient devenues permanentes, en sorte qu'un facteur autre que la contraction des artères de la papille était intervenu?

Telle est la question que nous nous posons sans pouvoir la résoudre, car il faut pour cela attendre la marche ultérieure de l'affection.

Nous pensons que les lésions observées chez Demander sont le premier degré de celles que l'on a constatées dans la seconde observation. A la suite des troubles primitivement nerveux siégeant surtout dans les vaisseaux de la papille et donnant lieu à des lésions et à des troubles fonctionnels temporaires, il survient au bout d'un certain temps un trouble nutritif au niveau de la papille et avec ce trouble nutritif les lésions deviennent permanentes comme elles le sont dans le deuxième cas et comme elles sont probablement sur le point de le devenir chez Demander au moment où nous écrivons ces lignes. (20 octobre 1873).

Un point sur lequel nous désirons attirer l'attention, c'est la marche progressive que semble présenter cette forme d'ophthalmie sympathique.

L'observation de Demander ne peut que nous renseigner incomplètement à ce sujet. Le temps nous montrera quelle marche les lésions optiques auront suivie. Néanmoins les derniers phénomènes qu'on a constatés chez le malade font craindre une marche progressive.

Le second cas nous présente cette marche d'une façon typique. Au bout d'un an les lésions du nerf optique avaient abouti à la cécité complète.

Nota. Les renseignements que nous avons eus le 31 octobre concernant Demander, nous font voir que le traitement a eu une influence très-favorable sur la marche des phénomènes papillaires, ces derniers sont presque disparus et l'amélioration de la vue s'accentue de jour en jour; le malade a vu en même temps disparaître toutes espèces de douleurs. Ce qu'il importe de noter à ce sujet, c'est la lenteur avec laquelle cette amélioration est survenue, alors qu'elle était presque instantanée à la suite des autres opérations. Ce fait est de nature à confirmer ce que nous avons supposé précédemment à savoir qu'il s'était formé, à la suite de la persistance des troubles nerveux, des troubles nutritifs beaucoup plus difficiles à faire disparaître. Quoi qu'il en soit la notion importante qui résulte de ces derniers renseignements, c'est que l'affection qui nous occupe n'a pas une marche fatalement progressive, et, qu'elle peut être arrêtée dans son cours par un traitement rationnel, alors que les lésions paraissent déjà avancées.

Nous allons présenter une série de faits où les lésions de la papille vont jusqu'à l'atrophie. Ces faits se rattachent aux précédents et nous les considérons comme appartenant à la période ultime de la forme d'ophthalmie sympathique que nous étudions.

OBSERVATION III.

M. X. bolivien, âgé de 40 ans, ayant perdu complètement la vue, se décide à faire le voyage de son pays à Paris. Il arrive en juillet 1873 à la clinique de M. ABADIE.

M. X. a perdu l'œil droit il y a cinq ou six ans, d'une ophthalmie qui, d'après son dire, serait consécutive à l'injection d'un liquide caustique dans cet œil.— Consécutivement ; il vit diminuer progressivement la vision de l'œil gauche, en même temps les deux yeux étaient le siége de douleurs névralgiques intenses. C'est lorsque la perte de la vue fut complète qu'il vint à Paris.

Etat du malade à son arrivée (juillet 1873).

Œil droit : Moignon ratatiné présentant les restes d'une cornée opaque. Douleurs spontanées et à la pression.

Œil gauche : Cataracte avec opacité siégeant derrière la capsule et présentant un aspect blanc crayeux, peu de synechies.

Depuis six ans, le malade souffrait beaucoup.

Les antécédents ne laissent découvrir aucune affection générale à laquelle on puisse rattacher les troubles oculaires. Il n'y a ici ni syphilis, ni goutte, ni rhumatisme.

On diagnostique une ophthalmie de cause externe ayant amené la perte de l'œil droit, et c'est à l'ophthalmie sympathique qu'on attribue les lésions de l'œil gauche. Comme il n'y avait pas eu de traumatisme, M. Abadie supposa qu'il y avait une coque osseuse dans le moignon. La pression sur ce moignon était très-douloureuse, et en pressant un peu, on pouvait sentir une dureté toute particulière à ce niveau, ce dernier signe fit admettre comme certaine la présence de la coque osseuse.

On fit l'énuclation du moignon, et l'autopsie vérifia la justesse du diagnostic au sujet de la coque osseuse qui existait ici entre la rétine et la choroïde.

L'ablation fit disparaître complètement les douleurs à droite, mais l'œil gauche resta encore un peu sensible.

Avant de rien tenter sur l'œil gauche, on attendit un mois et demi. On appliqua quelques ventouses, le malade prit du sulfate de quinine jusqu'à ce que l'œil gauche cessât d'être douloureux. Quelques troubles du côté du foie contribuèrent également à retarder l'intervention au sujet de l'œil gauche.

Etat de l'œil lors de l'opération : — Quelques synéchies de l'iris. — Cristallin opaque ; non-seulement le noyau est pris, mais les masses sous-capsulaires présentent un aspect blanc crayeux tranchant sur le fond opaque du cristallin en indiquant que ces masses sous-capsulaires sont dégénérées.

Perception lumineuse quantitative, existe encore, mais en partie seulement, le malade voit la lumière d'une lampe à quatre ou cinq pieds, quand on baisse la lampe, la perception disparaît vite.

Opération. Dans ce cas, à cause des synéchies, il fallait faire l'iridectomie et le procédé de De Graëfe pouvait seul convenir. L'opération se fit très-bien, le noyau cristallin en sortit facilement, mais il fallut prendre avec des pinces les masses sous-capsulaires.

Le lendemain, plaie très-nette et fermée le deuxième jour. Hémorrhagie considérable, la chambre antérieure et le corps vitré sont remplis de sang et les lèvres de la plaie cornéenne s'écartent.

Traitement : Ventouse Horteloup et bandeau compressif.

L'hémorrhagie se résorba peu à peu et, bien que la plaie se soit entrouverte, il n'y a pas eu de sphacèle de la cornée, cette membrane s'est très-bien nourrie.

Dans un des angles de la plaie, il est resté un léger entrebaillement occupé par un caillot sanguin recouvert d'une cicatrice plus faible. Le bandeau compressif suffit pour le faire disparaître. Il y eut en fin de compte une excellente guérison, car les milieux de l'œil sont maintenant complètement transparents.

La perception qualitative existe chez le malade, mais elle est faible à cause de l'état de la papille, le malade distingue et compte très-bien les doigts à deux pieds et demi.

Mais le nerf optique présente des altérations très-intéressantes : la papille est pâle, les vaisseaux sont grêles et diminués de calibre. Donc dans ce cas, il y a une atrophie de la papille, coexistant avec des troubles de la choroïde indiqués par les synéchies et les opacités cristalliniennes.

L'observation du Bolivien, bien qu'elle se rattache à la forme anatomique qui nous occupe, diffère néanmoins des deux cas précédents.

Ici, il y a bien eu des lésions du nerf optique, dont l'atrophie a été le résultat final. Mais, en même temps, la choroïde a étéle siége de phénomènes sympathiques dont les sinéchies iriennes et les opacités du cristalin ont été la conséquence. Donc, les formes optiques et les formes choroïdiennes peuvent parfaitement coexister, et l'atrophie de la papille peut se produire alors qu'une partie des milieux de l'œil sont opaques. Cette notion est importante en ce qu'elle donne à supposer que l'atrophie de la papille, à la suite des troubles sympathiques, offre une fréquence que les faits observés jusqu'aujourd'hui, ne sont pas en droit d'estimer, attendu qu'il existe des cas où cette lésion ne peut pas être reconnue alors qu'elle existe très-bien.

OBSERVATION IV.

Dans une communication orale, M. Abadie nous a signalé un fait de sa pratique présentant beaucoup d'analogie avec celui du Bolivien. Dans ce cas, les deux yeux étaient cataractes : le premier œil fut opéré, mais avec insuccès complet. L'opération du second œil fut suivie comme chez le Bolivien d'une hémorrhagie intra-oculaire considérable ; et, lorsque le sang fut résorbé, on constata à l'ophthalmoscope une atrophie de la papille. Le malade ne vit que pour se conduire.

Nous croyons intéressant de rapprocher de ces cas l'observation suivante que nous avons trouvée dans le traité de M. Mooren. M. Mooren cite ce fait à l'effet de prouver l'influence de la contusion du nerf optique lors de l'énucélation de l'œil (et par là même l'influence du nerf optique) sur la production des phénomènes sympathiques. Il trouve ce cas d'autant plus probant que les manifestations sur l'autre œil se sont localisées sur le nerf optique. Quant à nous, nous bénéficions de cette observation en faveur de la forme d'ophthalmie sympathique dont nous voulons établir l'existence. Ici, en effet, au bout de trois mois, alors que tous les autres phénomènes subjectifs avaient disparu, il restait une réduction de l'acuité visuelle telle que le malade pouvait lire avec peine le n° 12 de Jœger. L'ophthalmoscope vint rendre compte de ce trouble fonctionnel en dénotant des altérations atrophiques au niveau de l'insertion du nerf optique. Ce cas d'atrophie papillaire figure au nombre des trois cas signalés dans la thèse de M. Ledoux.

OBSERVATION V

Individu chez qui on fait l'énuclation d'un œil.—Mooren suppose qu'il y eut, lors de l'opération, contusion du nerf optique qui serait cause des accidents suivants :

Trois semaines après l'énucléation, affaiblissement progressif de la vue, photopsie et légère pression frontale.

Tr.: Sublimé et séton à la nuque. Ils s'écoula plusieurs mois avant la disparition des troubles subjectifs, mais le pouvoir visuel resta tellement réduit par suite des altérations atrophiques qui se montraient à l'insertion du nerf optique, que pendant l'été 1862 le patient put s'estimer très-heureux d'être en état de lire, quoique avec peine, le n° 12 Jœger.

Dans les deux cas qui vont suivre, l'atrophie de la papille coïncide chez l'un avec un décollement rétinien, chez l'autre avec des plaques d'atrophie de la choroïde. Ces deux faits, ainsi que le précédent, ont été signalés dans la thèse de M. Ledoux. (Th. Paris 1871.)

OBSERVATION VI. — *Contusions de l'œil gauche, décollement rétinien de l'œil droit.* (Atrophie de la papille. — Rondeau, th. 1866, obs. 12.)

L... Paul, 16 ans, reçut, en décembre 1864, sur l'œil gauche, une petite pierre lancée par un de ses camarades de pension. D'une constitution lymphatique, il n'avait cependant jamais eu mal aux yeux et ne portait aucune tache de scrofules.

Les phénomènes inflammatoires furent traités par les antiphlogistiques.

Depuis l'accident, la vue fut abolie, mais jamais l'œil lésé ne le fit souffrir.

Quelques semaines après, il reprit le cours de ses études.

Le 22 juillet 1865 il s'aperçut que la vue de l'œil droit était légèrement troublée. Il continua néanmoins à travailler à sa pension: le soir, l'affaiblissement alla en augmentant, et le lendemain matin il fut tout surpris de ne pouvoir plus distinguer les petits objets dont il avait l'habitude de se servir. Il ne voyait plus la tête de ses camarades, le reste du corps restant visible. Tout ce qui l'entourait avait pris une teinte jaune. De temps en temps il disait voir tomber de grosses gouttes d'eau noire. Les jours suivants la vue fut complétement abolie à droite.

M. Follin vit le malade le 29 juillet, et reconnut un décollement de la rétine, avec un commencement d'atrophie de la papille.

Deux applications de sangsues firent disparaître les accidents congestifs, et aujourd'hui (3 août), ce jeune homme reconnaît la personne placée en face de lui, et peut compter les doigts qu'on lui présente.

Je vis le malade à cette époque. Le décollement de la rétine n'existait plus. Je constatai cependant encore la congestion choroïdienne et la dilatation des veines de la rétine. Les artères me parurent au contraire plus petites qu'à l'état normal. La papille obéit promptement aux impressions lumineuses. L'œil gauche présente un ramollissement du corps vitré ; tremblement de l'iris, dont les deux tiers externes ont contracté des adhérences avec des exsudats qui oblitèrent presque complètement la pupille. Aucune trace de cicatrice sur le lobe oculaire,

OBSERVATION VII. — *Boule de neige sur l'œil gauche. Rétino-choroïde droite.* (Rondeau, obs. 26.)

B... Célestin, 22 ans, menuisier, entré à Beaujon le 21 juillet 1865. Aucune maladie d'yeux antérieure.

Il reçut il y a deux ans une boule de neige sur l'œil gauche : inflammation consécutive (traitement antiphlogistique). Douleurs circum-orbitaires violentes s'étendant jusque dans l'œil droit. Deux mois après l'accident, abolition complète de la vue de l'œil gauche. Pendant sept mois l'œil droit a subi le retentissement des douleurs qui s'irradiaient du côté gauche. mais depuis deux mois la vue de cet œil s'est notablement affaiblie. Aujourd'hui il a cessé tout travail ; cependant il voit encore pour se conduire.

Œil gauche. Atrophie de formation et ramollissement du globe oculaire ; la sclérotique présente une teinte rouge, ses vaisseaux sont variqueux, surtout au niveau de la zone ciliaire ; pupille très-étroite et oblitérée par des fausses membranes. Décoloration de l'iris qui, bleu dans l'œil opposé, offre ici une teinte verdâtre. Dilatation de la chambre antérieure, tremblement de l'iris. De temps à autre le globe oculaire est le siége d'élancements douloureux.

Œil droit. Le globe est tendu et présente une injection de la conjonctive et de la zone ciliaire. Lorsque l'on fixe pendant quelques instants l'attention du malade sur un objet, la vue se trouble et l'œil se dévie.

L'examen à l'ophthalmoscope nous permit de constater une rougeur diffuse, occupant tout le fond de l'œil et masquant les vasa-verticosa, quelques plaques d'atrophie choroïdienne entourées de dépôts pigmentaires. Dilatation des veines rétinunnes, atrophie papillaire

OBSERVATION VIII. — *Cas d'affection sympathique avec neuro-rétinite.* (Docteur Th. Piolay, New-York.)

Le 27 juillet 1869 un enfant de 9 ans fut assez grièvement blessé à l'œil gauche par une écaille d'huitre. La partie inférieure et interne de la cornée présentait une entaille qui se prolongeait de 3 millimètres sur la sclérotique. La blessure de

la cornée était environ deux fois plus grande que celle de la
sclérotique, et le segment de l'iris correspondant à la plaie y
était enclavé. La chambre antérieure était en outre remplie de
sang et rendait complétement impossible l'examen ophthalmoscopique. Quant à l'acuité visuelle, elle était réduite à une
simple perception quantitative. On s'empressa d'administrer
de l'atropine et de couvrir l'œil d'un bandeau compressif. Ce
traitement produisit d'excellents effets. Le jour suivant le
malade pouvait déjà compter les doigts. Quelque temps après,
la résorption était complète et l'acuité remontait à deux cin-
quièmes.

Malheureusement, la guérison n'était pas encore assurée :
le 4 août, un mois environ apres l'accident, des phénomènes
d'irritation se déclarèrent dans l'œil droit. Quatre jours plus
tard l'œil blessé se congestionnait à son tour et devenait sensible à la pression. A l'éclairage oblique on pouvait apercevoir
un exsudat à la face supérieure du cristallin qui partait de la
plaie scléroticale. L'œil droit était injecté ; sa pupille était lente
à se contracter, et il existait une synéchie du côté du nez.

Sur le conseil de Knapp, l'énucléation de l'œil blessé fut pratiquée. Les phénomènes sympathiques disparurent ; mais,
leur cessation fut de courte durée. Il survint bientôt une récidive avec tous les symptômes d'une irido-choroïdite, et le
11 octobre se développèrent tous les signes d'une neuro-rétinite. Le fond de l'œil, malgré les opacités, était parfaitement
visible. Les vaisseaux de la rétine étaient élargis et sinueux,
la papille recouverte d'une exsudation qui effaçait les vaisseaux et les contours.

Quelques jours plus tard les milieux de l'œil se troublè-
rent tellement que l'observation ophthalmoscopique devint
entièrement impossible. C'est en vain qu'on chercha par le
traitement à enrayer la marche progressive du processus
morbide, des synéchies se formèrent entre l'iris et le cristallin, le corps vitré se troubla, des masses exsudatives s'infil-
trèrent dans l'ouverture pupillaire et l'acuité visuelle fut
réduite à 5/200.

L'inflammation cessa quelques mois après, mais l'acuité
visuelle resta aussi mauvaise.

Dans le cas du docteur Thomas Pioley, l'ophthalmie sympathique se montre en même temps sur la papille (neuro-
rétinite, exsudats blancs) et sur la choroïde. (Synéchies
iriennes et troubles des milieux de l'œil.)

Une chose intéressante à noter dans ce fait, c'est que
la neuro-rétinite et les troubles des milieux de l'œil succé-
dèrent à l'énucléation de l'œil primitivement blessé. Lorsque les phénomènes inflammatoires cessèrent, l'acuité visuelle était descendue à 5/200.

2

CONCLUSIONS ET RÉSUMÉ

De tous ces faits, il est permis de tirer les conclusions suivantes :

Les lésions papillaires, considérées comme manifestations de l'ophthalmie, sont multiples.

1° On peut voir survenir des troubles papillaires qui semblent tout à fait limités à la sphère des vaisseaux et que tout porte à attribuer à un spasme des artères de la papille. Ces troubles se traduisent surtout par une diminution de calibre des artères. Ces vaisseaux perdent leur double contour et sont le siége de ce que l'on désigne à tort sous le nom de pouls artériel. Cette forme est susceptible de disparaître à la suite d'un traitement rationnel. Il est très-probable qu'elle aboutirait à des lésions atrophiques si on lui permettait de suivre sa marche.

Dans le cas de Demander qui est le seul fait de ce genre, les phénomènes papillaires existaient sans troubles des milieux de l'œil et sans aucune participation des autres membranes aux phénomènes sympathiques. Les phénomènes subjectifs éprouvés par le malade rattachaient également aux formes fonctionnelles la nature de l'affection ; l'ophthalmoscope seul pouvait l'en séparer.

2° Dans d'autres cas, on a vu survenir les lésions de la rétinite rétro-bulbaire : suffusion de la papille dont les contours ne sont plus nets, artères minces et veines tortueuses.

Dans un des cas (Obs. N° 2), ces phénomènes existaient sans troubles des milieux de l'œil et sans lésion des autres membranes.

L'ophthalmoscope était nécessaire pour le différencier des faits appartenant aux formes fonctionnelles.

L'atrophie de la papille avec cécité complète fut le résultat de cette forme anormale de l'ophthalmie sympathique (au bout d'un an). La marche de cette forme est progressive si on n'institue pas un traitement rationnel.

Dans un autre cas (Obs. 8), cette même forme d'affection a coïncidé avec des lésions dans les autres membranes : Exsudats blancs au niveau de la papille neuro-rétinite et en même temps synéchies iriennes avec troubles des milieux de l'œil, l'acuité visuelle est descendue et restée à 5/200.

Si on considère que dans ce dernier cas les lésions sont survenues à la suite de l'énucléation, on est tenté d'attribuer une certaine gravité au pronostic de cette affection.

3° Dans une autre série de faits, nous avons présenté l'atrophie simple de la papille comme forme particulière de l'ophthalmie sympathique. Nous avons exposé les deux faits de Rondeau et le fait de Mooren (Obs. 5, 6 et 7) signalés par Ledoux et nous y avons ajouté deux autres observations.

Dans tous ces cas la papille est blanche, ses vaisseaux sont grêles, mais ses contours sont nets. Seulement l'atrophie simple de la papille n'existe jamais seule. Il y a presque toujours des troubles de la choroïde qui l'accompagnent : synéchies iriennes, cataractes secondaires, décollement de la rétine, atrophie choroïdienne.

Dans tous ces cas la vision est considérablement diminuée, et le traitement n'aboutit qu'à une amélioration bien faible.

Pour être complet dans l'étude des lésions papillaires sympathiques, nous devrions étudier l'excavation de la papille observée par Rondeau et De Graëfe ; mais nous n'avons recueilli aucune observation sur ce sujet. Nous avons bien trouvé dans Mooren deux cas d'excavation de la papille, mais l'auteur lui-même doute de la valeur des faits qu'il présente. Aussi, nous laissons ce sujet de côté, et nous renvoyons le lecteur à la thèse de M. Ledoux. (Paris, 1871.)

DEUXIÈME PARTIE

Étiologie et pathogénie

CHAPITRE PREMIER

Sur quelques points de l'étiologie des phénomènes sympathiques.

L'exposé didactique des causes de l'ophthalmie sympathique a été très-bien fait dans la thèse de M. Ledoux, nous y renvoyons le lecteur. Ici, nous avons l'intention d'insister sur quelques données étiologiques nouvelles, qui ressortent des faits récents recueillis en France et en Allemagne ; puis nous terminerons ce chapitre par quelques notions cliniques, au sujet d'une cause assez fréquente de phénomènes sympathiques, les coques osseuses.

Les faits auxquels nous faisons allusion, établissent de la façon la plus nette les deux notions suivantes :

1° L'ophthalmie sympathique peut succéder à une plaie cornéenne simple, quand cette dernière s'accompagne de synéchie, d'enclavement de l'iris.

2° A la suite de simples contusions de l'œil, ayant occasionné des lésions limitées aux membranes du fond de l'œil (Chorio-rétinite dans un cas, hémorrhagie et atrophie consécutive des éléments du tissu rétinien dans un autre fait.) On a vu se développer des phénomènes très-nets d'ophthalmie sympathique.

La première donnée ressort de l'examen des deux faits suivants, dont l'un a été observé par M. Abadie dans sa clientèle privée ; tandis que l'autre s'est présenté à sa clinique ophthalmologique.

OBSERVATION I. — *Plaie de la Cornée. — Enclavement de l'iris et accidents sympathiques sur l'autre œil.*

Un jeune homme de 17 ans (d'Orléans) se présente à la consultation de M. Abadie se plaignant de souffrir des deux yeux. L'œil droit avait été blessé deux ans auparavant. La cornée seule portait les traces de la blessure dont le siége était à la partie inférieure de cette membrane. En ce point une portion de l'iris se trouvant enclavée, la papille avait une forme ovalaire.

L'acuité visuelle de l'œil blessé était mauvaise, elle était inférieure à 1/10.

L'autre œil, le gauche. (Emmetrope) paraissait normal, les milieux étaient transparents, et le fond de l'œil ne présentait aucune lésion appréciable à l'ophthalmoscope.

Néanmoins ce malade se plaignait depuis 4 mois de photophobie accompagnée d'un léger blepharospasme, l'acuité visuelle était diminuée, impossibilité complète de travailler. En outre de temps en temps le globe oculaire devenait rouge et larmoyant, ces poussées aïguës survenaient toujours lorsque l'œil blessé devenait douloureux. Ces phénomènes n'existaient pas lors de la consultation.

Un praticien des plus distingués de Paris, M. D. avait déjà traité l'affection sans succés par les toniques ferrugineux et par les frictions excitantes autour de l'orbite. M. Abadie croyant que le point de départ des accidents se trouvait dans l'enclavement de l'iris proposa la section de l'iris, mais le malade ne reparut pas.

Le deuxième fait est celui de Demander dont on peut voir l'observation décrite tout au long dans la première partie de notre travail.

Dans les deux cas la plaie n'avait intéressé que la cornée, et cependant l'on vit de chaque côté survenir des phénomènes sympathiques.

Donc il n'y a pas que les plaies cornéo-sclératicales ou du corps ciliaire qui sont capables d'engendrer les phénomènes sympathiques. ainsi que l'enseignent les auteurs les plus autorisés, Wecker, Mooren, etc.

Seulement il est une chose essentielle à noter dans ces faits : c'est que dans les deux cas, il y avait enclavement de l'iris dans la plaie.

De cet enclavement résultaient des tiraillements de l'iris, et par le fait, l'irritation dans les filets ciliaires. Aussi ces deux faits rentrent-ils parfaitement dans la loi posée par M. Ledoux, à savoir que l'excitation anormale d'un filet ciliaire est la cause des phénomènes sympathiques. La plaie cornéenne dans les deux cas n'était qu'accessoire, et l'enclavement de l'iris était le fait capital, la cause agissante.

On comprend facilement l'importance de cette notion, à cause surtout des indications thérapeutiques qui en sont le corollaire : *sublatà causà tollitur effectus*.

Deux cas observés en Allemagne par Cohn vont nous servir à prouver notre seconde proposition.

Les deux observations de Cohn, que nous relatons ici, intéressantes sous plus d'un rapport, le sont surtout au point de vue étiologique.

Dans ces deux faits, ni la cornée ni le corps ciliaire ne sont intéressés. Le globe de l'œil est simplement contusionné à la suite d'une blessure de l'orbite; en outre, les lésions qui servent d'intermédiaire entre ce traumatisme et l'ophthalmie sympathique, ne siégent ni dans l'iris ni dans le corps ciliaire; elles occupent les membranes du fond de l'œil. C'est d'une part une chorio-rétinite avec atrophie, et de l'autre une atrophie des éléments nerveux de la macula-luteà. Voici ces faits :

Observation ii. M. Cohn. — *Eigenthunliche form sympathische er krankung nach schussverletzung.*

Forme particulière d'ophthalmie sympathique consécutive à une blessure par arme à feu.

1ʳᵉ observation. (Traduite par M. Abadie). Un soldat est frappé par une balle à l'angle externe de l'œil gauche ; la balle est extraite une 1/2 heure après la blessure.

Un fragment du rebord orbitaire était enclavé dans la balle.

Le malade est complètement aveugle de cet œil ; 4 semaines après on le transporte à petites journées en Allemagne. Il n'avait pas été encore examiné à l'ophthalmoscope lorsque je le vis pour la première fois ; voici ce qu'on trouve au fond de l'œil :

Je ne vis qu'une grande tache blanchâtre, tellement étendue, qu'on n'en voit pas d'aussi grande dans les atlas. Je ne vis rien que cette grande tache blanchâtre, d'un diamètre de 8 à 10 fois celui de la papille, entourée de pigment, et sur les bords de laquelle il était difficile de voir si cette lésion appartenait à la rétine ou à la choroïde.

Plus j'examinais le malade, plus j'arrivais à la conclusion qu'il s'agissait d'un exsudat considérable.

Sur cette large tache, on n'apercevait rien de la papille ni des vaisseaux. Cette tache s'étendait en dehors, dans l'endroit correspondant à la contusion qui avait intéressé le bulbe.

Lorsque j'examinai le malade pour la première fois, l'œil sain avait une acuité visuelle de 50/70 ; et lisait le n° VII de Jœger, de 4 à 24 pieds de distance et lisait mal les mots du n° IV. Le n° III était le plus petit caractère qu'il put lire. Je n'avais jamais vu jusque là de cas semblable ou pareille chose ait entraîné une ophthalmie sympathique. Je dois mentionner expressément qu'il n'y avait pas trace d'iritis, ni de cyclite, ni d'irido-cyclite. Rien, si ce n'est une amaurose absolue, car ii n'avait même pas perception de lumière à la flamme du magnésium. Rien par conséquent des causes habituelles qui peuvent produire une affection sympathique, et pourtant dans l'autre œil, il y avait diminution d'acuité visuelle.

Je tins le malade en observation et l'examinai toute la semaine. Toutes les médications restèrent complètement infructueuses contre la diminution de l'acuité visuelle. Le 11 mars, c'est-à-dire 5 mois plus tard, il me revint avec une acuité visuelle de l'œil précédemment sain, de 40/70. Le punctum proximum était reculé de 4 à 12 pouces.

Le malade ne pouvait fixer longtemps, au bout de 4 à 5 minutes il devait cesser son travail. Il disait qu'il lui semblait être dans un théâtre où les lumières de la scène passaient continuellement devant les yeux.

Je me décidai donc à l'énuclation, bien qu'il n'y eut trace sur l'œil primitivement malade, ni d'iritis, ni de cyclite, ni sur l'autre œil, trace d'une altération objective apparente.

Les résultats de l'examen anatomique de l'œil, fait par le professeur Waldeyer, sont une chorio-rétinite chronique avec formation d'un exsudat plastique à la face interne de la rétine, et en même temps une dégénérescence fibreuse de la rétine et une atrophie de la choroïde : on n'a pas trouvé d'autres lésions.

Le corps ciliaire était complètement intact.

Voici encore quelques remarques cliniques :

L'énuclation a eu lieu sans aucune difficulté. Le 6 avril, c'est-à-dire quatre semaines après l'opération, l'acuité visuelle de l'autre œil était revenue à 50/50 et le malade lisait le n° 1 1/2 de Snellen, de 4 jusqu'à 16 pouces de distance. Donc il y avait restitution complète de la vision.

OBSERVATION III. — Ce cas concerne un homme blessé dans

1 même combat, mais où la cause de l'affection sympathique est toute particulière et tout autre.

Ce soldat reçut un éclat d'obus sur la paupière supérieure droite qui produisit une toute petite blessure de la peau à laquelle on fit à peine attention. Néanmoins il survint bientôt des troubles visuels. Je ne le vis que 5 mois après le combat du Bourget ; le 20 mars de l'année 1871.

A l'ophthalmoscope, tous les milieux de l'œil étaient complétement clairs, et on ne trouvait pas d'autre altération que la suivante :

Au niveau de la macula-lutea, une tache brune rouge proéminante, du volume d'une grosse tête d'épingle, entourée d'une zône d'un rouge un peu jaunâtre : cette zône se terminait des deux côtés par une double bande blanche très-petite et horizontale.

L'acuité visuelle était en rapport avec la lésion. Il y avait un scatome central correspondant exactement à la place de la macula lutea. Il reconnaissait encore excentriquement les caractères d'imprimerie de Snellen n° 20, mais seulement avec beaucoup de difficulté. Cet homme, chez lequel je n'avais jamais songé qu'il fut possible de penser à l'énucléation, revint au bout de plusieurs semaines. Il avait alors pour l'autre œil le point de vision rapproché à 8 pouces, pour les caractères n° 3 de Snellen, et ce n° 3 était la plus petite écriture qu'il put lire, tandis qu'au début, il avait lu couramment 1 1/2 depuis 4 pouces 1/2 jusqu'à 22 pouces, et 3 depuis 4 pouces jusqu'à 40 pouces.

Lorsque je le vis le 22 avril, son acuité visuelle que j'avais d'abord notée à 40/40 un mois plus tard, n'était pas nette à 40/40.

Comme j'avais constaté ces résultats dans le premier cas et que je n'étais pas convaincu qu'il pût survenir une affection sympathique sans cyclite et sans iritis, je lui conseillai l'énucléation parce que le travail lui était impossible avec l'autre œil. Pas de larmes ni dans un cas ni dans l'autre. Je pratiquai l'énucléation le 22 août de cette année. Dans cette planche, vous trouverez un dessin de la coupe de la rétine : dans le même plan que Valdeyer l'avait pratiqué.

Il trouva l'autre œil intact ; rien dans l'iris et le corps ciliaire. Tous les milieux clairs, mais à la place de la macula lutea un soulèvement, une proéminence en forme de mamelon qui correspond exactement à l'image ophtalmoscopique, c'est-à-dire qu'au lieu d'une fossette centrale on trouve une saillie, une éminence centrale.

A ce niveau, les cônes de la tache jaune étaient altérés, rétractés, atrophiés.

L'énucléation se fit sans difficulté. Je viens de revoir le malade le 22 août, il avait de nouveau obtenu une acuité visuelle

---

(1) Nous remercions le traducteur, notre excellent collègue, J. Bex.

de 70/70 de l'œil sain et lisait couramment le 1 1/2 de 4 à 19 pouces de distance.

Ces faits me paraissent établir que les phénomènes sympathiques peuvent survenir même sans que le corps ciliaire ou l'iris soient affectés. Je dois observer que lorsque je parcourus la littérature médicale, j'ai trouvé très-peu de cas analogues. Il y a juste aujourd'hui 8 ans que dans ce même local, cette même question a été traitée. Zehender mentionnait dans son journal mensuel que Donders avait déjà remarqué qu'on devait distinguer, de l'irido-cyclite et de l'irido-choroïdite, une forme particulière de l'ophthalmie sympathique, où il n'y avait que des phénomènes subjectifs. (Je ne savais pas cela lors de mon opération).

Dans le premier cas nous voyons se développer une ophthalmie sympathique à la suite d'une contusion du globe de l'œil ; et cet œil contusionné ne devient le siége ni de cyclite ni d'irido-choroïdite. Il y a tout simplement production d'une plaque blanchâtre dans le fond de l'œil, signe de chorio-rétinite, comme l'autopsie l'a démontré.

Dans ce fait, l'ophthalmie sympathique s'est produite en dehors des causes habituelles qui amènent généralement cette affection.

Il est inutile, croyons-nous, d'insister davantage sur ce fait, pour en démontrer toute l'importance, au point de vue étiologique et pathogénique.

Le deuxième malade de Cohn est encore plus intéressant que le premier. La blessure reçue, n'intéresse que la paupière supérieure, et paraît insignifiante. L'œil correspondant ne présente aucune blessure, il est transparent dans tous ses milieux. Il existe une seule altération, c'est une tache brune, rouge, proéminente au niveau de la macula-lutea, donnant lieu à l'apparition d'un scotome central. Malgré l'absence de lésions habituelles, à la suite desquelles l'ophthalmie sympathique se développe; l'autre œil se prend néanmoins, l'acuité visuelle baisse progressivement, sans troubles des milieux, sans lésion appréciable des membranes; chose importante à noter sur laquelle nous reviendrons plus tard. Le premier cas, du reste, s'est comporté de la même façon.

L'énucléation de l'œil primitivement malade, fut suivie

comme dans le premier cas, de l'arrêt de l'affection sympathique de l'autre œil, et cet organe revint complètement à l'état normal. Ces résultats tout en confirmant le diagnostic, intéressent tout particulièrement la question du traitement, nous aurons à y revenir. A l'autopsie de l'œil énuclée, on trouva que les cônes de la tache jaune étaient altérés et on les trouva rétractés et atrophiés.

Ainsi donc ici, la lésion siége exclusivement dans les éléments nerveux de la rétine ; la choroïde ne participe pas aux altérations comme dans le premier cas ; par conséquent elle n'a aucune part à revendiquer dans la production des phénomènes sympathiques. — Les nerfs ciliaires semblent donc devoir être dans ce fait relégués au second rang, et l'on est en droit d'attribuer un rôle à la rétine et par le fait au nerf optique dans la production des phénomènes sympathiques. Quel est ce rôle, par quel mécanisme se produit-il ? Voilà des questions qu'il est permis de se poser ; mais pour les résoudre, il faut faire appel à des faits nouveaux et surtout à l'expérimentation. L'état actuel de la science engage sur ce point les théoriciens à une sage réserve. En attendant, contentons-nous simplement de signaler le fait à savoir qu'à la suite de lésions siégeant exclusivement dans les éléments nerveux de la rétine on a vu se développer des phénomènes sympath[i]ques dans l'autre œil.

Nous désirons avant de quitter ce sujet faire ressortir l'importance des deux observations de Cohn à un autre point de vue :

Ces deux observations nous semblent en effet ajouter un certain intérêt aux expériences que M. Berlin de Stuggard a faites sur la contusion du globe oculaire, attendu que la blessure de l'œil, dans les deux cas, s'est bornée à une contusion simple, sans qu'il y ait plaie pénétrante. Ces deux faits rentrent dans la première classe établie par l'expérimentateur précité ; ce dernier, en effet, a classé ses expériences en deux catégories : 1º celles où la contusion est légère ; 2º celles où la contusion est forte.

Dans les cas où la contusion est légère : (l'auteur expérimente avec une tige rigide sur des yeux de lapins).

On aperçoit à l'ophthalmoscope une infiltration diffuse et blanchâtre de la rétine stégeant au côté correspondant à la commotion et quelquefois au côté opposé en même temps. On observe en même temps une diminution de la vue chez l'animal.

Au bout de quelque temps l'infiltration grisâtre disparaît et la vue revient. A l'autopsie on trouve un foyer hémorrhagique entre la choroïde et la rétine.

2° Forte contusion. Alors il se produit des déchirures de la choroïde qu'on ne voit que plus tard, car après l'accident le corps vitré est complètement obscurci par le sang qu'y s'y est épanché.

Les deux cas de Cohn rentrent comme nous venons de le dire dans la première classe d'expériences. Il serait intéressant de refaire cette expérimentation au point de vue de l'ophthalmie sympathique, il est probable que l'on obtiendrait des résultats, les faits de Cohn autorisent du moins à le penser.

3° — *Diagnostic des coques osseuses.*

La production des coques osseuses entre la rétine et la choroïde dans les moignons atrophiés et l'influence sympathique de ces coques sont choses aujourd'hui connues et signalées dans les traités élémentaires des maladies des yeux Nous avons recueilli deux cas (à la clinique de M. Abadie) d'ophthalmie sympathique, consécutifs à la production de ces moignons atrophiés. Dans ces deux cas, l'ablation du moignon a été faite et l'autopsie pratiquée. On n'a rien trouvé qui ne fût connu au point de vue de leur nature et de leur siége, et nous n'insisterions pas davantage sur ces deux faits si nous n'avions à en faire ressortir quelques données cliniques qui pourront aider le praticien dans le diagnostic de ces coques osseuses et par là même dans le traitement préventif de l'ophthalmie sympathique.

Dans les deux cas ci-observés, la coque osseuse soupçonnée chez le premier malade a été diagnostiquée par M. Abadie sur le deuxième sujet, le bolivien dont l'observation se trouve relatée dans la première partie de notre

travail. Les signes qui servent à faire le diagnostic sont la
dureté du moignon atrophié et les douleurs dont ce moignon est le siége. Lorsqu'un œil atrophié depuis longtemps
devient douloureux, il faut presque toujours soupçonner la
formation d'une coque osseuse, et le soupçon se change
en certitude si par la pression on sent un moignon qui est
dur et résistant au lieu d'être mou. La dureté est le signe
pathognomonique de ces productions calcaires. Lorsqu'elles
existent, les manifestations sympathiques sont imminen-
tes, aussi dès que le diagnostic est fait, nous croyons qu'il
est sage de recourir au traitement préventif en faisant
l'énucléation du moignon. Nous ne traiterons pas ici du
mode d'action par lequel ces coques osseuses produisent
des phénomènes sympathiques ; nous n'avons pour le faire
aucun élément. Nous signalerons seulement l'opinion de
quelques auteurs qui ont supposé que le déplacement de la
coque osseuse était le fait d'où découlaient les phénomènes
sympathiques.

Nous avouons ne pas comprendre un pareil mécanisme,
et, si nous étions forcé de faire une hypothèse, nous pré-
férerions supposer que l'augmentation de volume des masses osseuses amène la compression des filets nerveux de la
choroïde, d'où irritation et production de phénomènes sympathiques.

CHAPITRE II

Essai sur la pathogénie des phénomènes sympathiques.

Nous avons tout simplement l'intention de faire ici l'exposé des documents que nous croyons capables d'éclairer la question si difficile de la pathogénèse de l'ophthalmie sympathique. Notre but ne va pas au-delà. Nous exposerons les théories de divers auteurs, nous tâcherons de faire ressortir les données qui sont de nature à infirmer où à confirmer telle ou telle théorie ; nous ajouterons même quelques documents nouveaux tirés de l'une de nos observations et capables d'aider à l'interprétation des phénomènes sympathiques.

Nous entrons immédiatement en matière. Le docteur Maats a fait une série d'expériences sur 9 lapins et 2 chiens, mais son expérimentation n'aboutit qu'à une série de résultats négatifs. Dans aucun cas il ne se montre de traces d'inflammation sympathiques ; l'œil non blessé resta dans tous les cas entiérement sain ; de même l'ophthalmoscope ne dénonçait aucun trouble morbide. Les mêmes expériences furent plus tard renouvelées par Snellen et Rosow qui n'obtinrent non plus aucun résultat.

M. Rondeau a essayé de produire expérimentalement l'ophthalmie sympathique sur des chiens et des lapins. Ses expériences au point de vue clinique ne lui ont pas donné les résultats qu'il espérait. L'œil non expérimenté de ses animaux a tout au plus ressenti de la photophobie accompagnée d'une hypersecrétion de larmes. Néanmoins nous croyons intéressant de reproduire à côté des faits de Cohn, les résultats de ses autopsies au sujet des altérations des nerfs optiques.

« Malgré la violente inflammation des milieux de l'œil,

la choroïde et la rétine semblaient peu altérées, plusieurs coupes de cette dernière membrane, pratiquées dans tous les yeux, me montrèrent ses éléments à l'état normal ; les parois des vaisseaux n'offraient pas d'altérations.

Les nerfs optiques attenant à l'œil expérimenté étaient d'une coloration grise, opaline, d'autant plus marquée que l'on se rapprochait du point d'immergence du nerf dans la sclérotique ; ils offraient tous jusqu'au chiasma une diminution de volume. A cet endroit, le cordon nerveux présentait une sorte d'étranglement ; chez tous les animaux l'atrophie se continuait à travers le chiasma jusqu'à plusieurs millimètres en arrière dans la bandelette optique correspondante ; chez quelques autres, l'altération se voyait également dans la bandelette opposée.

Chez un lapin dont l'œil gauche contenait des fragments métalliques, la bandelette optique du côté droit était bien plus atrophiée que celle de l'œil gauche, et le corps genouillé antérieur auquel elle aboutit offrait au centre un petit foyer hémorrhagique. Aucune lésion appréciable n'a pu être observée dans l'œil droit du vivant de l'animal, qui continuait à éviter les obstacles et à fuir quand on le menaçait.

L'examen microscopique fait par M. Ranvier a révélé : Un épaississement de la gaine du nerf optique, ainsi que des cloisons qui séparent les faisceaux nerveux dû à la prolifération des cellules du névrilème et des granulations graisseuses au milieu de quelques faisceaux.

Les tubes nerveux appartenant à des nerfs atrophiés contenaient deux sortes de granulations : les unes avec les caractères de la myéline, mais moins abondantes que dans le nerf du côté sain ; les autres d'une finesse extrême et ayant tous les caractères des granulations graisseuses. Dans d'autres pièces, les tubes nerveux de l'œil expérimenté ne semblaient pas différer de ceux du nerf optique opposé ; on ne constatait que l'hyperplasie des corpuscules conjonctifs du névrilème et des cloisons. Nous devons dire, pour être complet, qu'à l'état normal, les tubes nerveux du nerf optique nous ont offert des granulations de myéline plus abondantes que les autres nerfs de l'économie.

Les ganglions de Gasser ainsi que les nerfs ciliaires ne nous ont jamais paru altérés.

Tous les éléments de l'œil, chez lequel j'avais cherché à faire naître des troubles sympathiques, se présentèrent toujours à l'état normal. »

Les expériences de M. Rondeau peuvent servir à combattre dans une certaine mesure la théorie de Mackensie. Pour ce chirurgien, la principale voie par laquelle se produit l'ophthalmie sympathique est l'union des nerfs optiques.

« Il est extrêmement probable, dit cet auteur, que la rétine de l'œil blessé est dans un état d'inflammation qui se propage le long du nerf optique jusqu'au chiasma, et que l'irritation inflammatoire est réfléchie à la rétine de l'œil opposé le long de son nerf optique. »

Nous venons de voir que dans certains cas le nerf optique de l'œil blessé était profondément altéré. Que parfois ces lésions se propageaient sur l'autre nerf optique à travers le chiasma, et cependant même dans cette dernière circonstance il n'y a pas eu de phénomènes sympathiques. Ces faits ne sont donc pas en faveur de la théorie précédente.

Les deux observations de Cohn, que nous avons relatées au chapitre précédent, semblent au contraire devoir attribuer un rôle à la rétine et par le fait au nerf optique dans la production des phénomènes sympathiques. Mais alors, la ésion rétinienne agit-elle par l'intermédiaire des cordons optiques, ou bien a-t-elle recours à une autre voie ? Voilà des questions dont la solution nous paraît intacte, et au sujet de laquelle les expériences et les faits connus commandent la plus grande réserve, comme nous le faisions observer précédemment.

Néanmoins, avec M. Rondeau, nous pensons que la théorie de Mackensie ne peut rendre compte des troubles qui se développent dans l'œil affecté sympathiquement, et nous nous rallions complètement aux excellentes raisons que donne notre collègue :

« Comment, en effet, expliquer dans l'œil sain les manifestations rapides de photophobie, de photopsie, d'amblyopie... dont l'invasion suit de près la blessure de l'autre organe, ou se produisent quelquefois avec elle, la facilité avec laquelle disparaissent ces premiers accidents, leur récidive fréquente, si l'on admet l'extension du travail inflammatoire de l'un des nerfs optiques à l'autre, travail morbide qui demande toujours un temps assez long à se développer. Pour les cas où l'on voit apparaître tardivement les accidents sympathiques, l'ingénieuse théorie de Mackensie semble être parfaitement applicable. Mais, si l'on fait encore appel à l'observation, on voit que les phénomènes morbides qui surviennent à cette période éloignée, naissent sous l'influence d'une irritation spontanée ou traumatique de l'œil primitivement lésé, et que le cortége des troubles fonctionnels et des lésions organiques qui se développent alors, est identique aux altérations qui, dans d'autres cas, apparaissent peu de temps après la blessure.

Ce n'est, croyons-nous, ajoute M. Rondeau, que par les répétitions fréquentes des troubles circulatoires que les différents milieux et membranes de l'œil subissent des altérations si diverses, cette sorte d'inflammation spéciale à laquelle participe plus tard le nerf optique.

M. Rondeau estime que les altérations fonctionnelles et matérielles, qui surviennent dans un œil à la suite d'une affection spontanée ou traumatique de son congénère, sont dues à la modification du système nerveux sensitif, à sa réaction sur les vaso-moteurs de l'organe opposé et aux troubles consécutifs de nutrition des différents éléments qui le constituent. Pour cet auteur, les nerfs de sensibilité du globe oculaire excités, soit par un instrument tranchant, piquant ou contondant, soit par un agent chimique, ou par la présence d'un corps étranger, transmettent l'impression au centre nerveux au moyen de la communication du filet sensitif du ganglion ciliaire avec le rameau nasal, branche de l'ophthalmique. Les cellules nerveuses du centre encéphalique réagissent sur les vaso-moteurs de chaque œil.

M. Rondeau cite à son appui M. Tavignot qui a émis son opinion en ces termes :

« Pour nous, nous n'hésitons pas à formuler catégoriquement notre opinion sur la nature de cette affection (Iritis sympathique). La maladie que les auteurs ont appelée ophthalmie sympathique, n'est autre chose qu'une névralgie ciliaire développée par sympathie, laquelle a produit une congestion, puis une inflammation de l'iris. »

M. Rondeau attribue donc à des troubles réflexes de la circulation, les altérations sympathiques de l'œil.

Les désordres de la circulation sont-ils momentanés et disparaissent-ils quelque temps après la cause qui les a suscités, les troubles fonctionnels sont passagers. Si l'excitation est assez puissante, ou si la cause d'irritation persiste dans l'œil et donne ainsi lieu à un effet réflexe prolongé, les altérations, purement fonctionnelles au début, ne tardent pas à devenir sérieusement organiques. Cette manière de concevoir les phénomènes sympathiques de l'œil était aussi celle de Follin.

Ce qui prouve à ces auteurs qu'il en est ainsi, c'est que la forme des altérations observées est généralement la congestion et l'engorgement consécutif de la choroïde et de la rétine que l'on reconnaît aux varicosités des vasa vorticosa, à l'injection vive de la couche chorio-capillaire et à la dilatation des veines choroïdiennes.

De là naissent toutes les altérations de nutrition des membranes et des milieux de l'œil, les hémorrhagies, le décollement de la rétine, les exsudats plastiques, les troubles du corps vitré, son ramollissement, sa liquéfaction, enfin l'augmentation de sécrétion qui accroît la pression intra-oculaire et rétablit ainsi une analogie frappante entre le glaucome, les troubles de la vue consécutifs aux névralgies et les affections d'un œil par traumatisme de son congénère.

L'opinion soutenue par Tavignot était passée à peu près inaperçue en Allemagne pour tomber presque dans l'oubli. Ce ne fut qu'en 1858 (1) que H. Muller, pour expliquer le mode de formation des affections sympathiques, plaça la

---

(1) Extr. de Mooren. — *Des affections sympathiques de l'œil.* Traduit par le docteur Lebeau.

coopération des nerfs ciliaires au premier rang, sans toutefois nier entièrement la participation du nerf optique.

Parlant de la section du tronc du nerf optique recommandée par de Graëfe quelque temps auparavant, et que cet auteur croyait alors capable d'arrêter la marche des accidents sympathiques, Muller fait l'observation suivante (Arch., vol. IV, p. 368) : il paraît cependant que dans beaucoup de cas d'irido-choroïdite ancienne, l'atrophie du nerf optique est complète, et même souvent on ne rencontre pas une seule fibre à couleur foncée bien conservée dans tout le nerf optique. Dans des cas semblables on ne gagnerait pas grand'chose à couper le tronc du nerf optique. Les nerfs ciliaires, au contraire, ne semblent pas s'atrophier facilement dans leur totalité ; en outre ils sont plus que le nerf optique exposés à subir une irritation par la plupart des altérations qui s'attaquent principalement à la moitié antérieure du globe oculaire, et là où l'affection du second œil se montre sous la forme d'une irido-choroïdite sympathique, il est plus probable qu'elle soit occasionnée par les nerfs ciliaires que par le nerf optique.

« L'idée de M. H. Muller, dit M. Mooren, tomba sur un terrain tellement favorable, que celle de la participation du nerf optique perdit tout crédit. »

En 1862, Pagenstecher nie absolument le rôle du nerf optique comme conducteur de la sympathie ; il considère le rôle des nerfs ciliaires dans la transmission de l'irritation comme une chose démontrée, « mais seulement par les fibres nutritives du système sympathique qui accompagnent les nerfs ciliaires. »

M. Mooren, dans son récent travail, expose toute une théorie sur la pathogénèse des phénomènes sympathiques. Nous allons essayer d'en reproduire les traits principaux :

Le plexus nerveux ciliaire est l'origine des phénomènes sympathiques. C'est une donnée que la pathologie a mise aujourd'hui hors de doute.

La question est de savoir par quelle voie se fait la transmission?

Or, comme le corps ciliaire tire son plexus nerveux

d'une branche du trijumeau, et que la participation des nerfs ciliaires à la cyclite primaire, aussi bien qu'à la forme sympathique, est certaine. M. Mooren se demande d'abord si le nerf trijumeau ne pourrait pas avoir quelque influence : l'échange réflexe d'un trijumeau à l'autre se ferait dans le corps restiforme et le corps olivaire. M. Mooren rejette cette façon de voir pour plusieurs raisons.

D'abord, aucune expérience physiologique n'a prouvé cette influence ; en outre, toutes les observations de la pathologie s'opposent à cette supposition. Pas un seul fait ne prouve qu'une névralgie unilatérale d'une des branches de la cinquième paire produite par une influence périphérique, se soit jamais propagée à l'autre moitié de la face.

Toute névralgie double se rattache à une cause centrale ou à des causes périphériques qui ont atteint les deux côtés du visage d'une manière égale. Restent donc deux voies pour conduire au but. Le rapport du trijumeau avec l'optique, ou bien son rapport avec le nerf sympathique.

1º *Nerf optique.* — L'influence réflexe de l'optique sur le tréjumeau est connue, dit M. Mooren : « Tout médecin a vu des cas où le malade se prenait à éternuer fortement aussitôt que l'œil enflammé était exposé à la lumière. Les accès de toux qu'on voit survenir lorsqu'une lumière vive vient frapper le nerf optique prouvent également cette influence. »

Pour M. Mooren, ces phénomènes réflexes parlent en faveur d'une liaison directe entre les deux nerfs, quoique la communication nerveuse d'une branche ciliaire avec le nerf optique affirmée par Hyrtl, Ribes et Hirzel soit mise en doute par beaucoup d'autres anatomistes. Notre auteur cherche un appui à cette supposition dans des faits d'anatomie comparée. Cette dernière science nous montre chez les animaux non vertébrés un même tronc nerveux fournissant aux yeux, aux organes de l'odorat et du toucher. Chez quelques animaux (araignées, crustacés, cloportes), la vue ne semble être qu'un accessoire aux organes du toucher, ces derniers servant spécialement à la locomotion, tandis que les yeux servent surtout à examiner les objets déjà saisis (yeux myopes).

Si, d'après Leuckart, on considère de plus l'analogie dans la structure des organes du toucher, c'est-à-dire la ressemblance des yeux simples avec les palpes et des yeux composés avec les antemnes, on est autorisé à conclure que chez les animaux des classes non vertébrées, le sens visuel se rapproche plutôt du sens du toucher des animaux d'un ordre plus élevé.

Donc, dit M. Mooren, chez les animaux non vertébrés, le nerf sensitif de la tête, c'est-à-dire le trijumeau, est au point de vue anatomique, de même que par ses fonctions physiologiques, le nerf principal, et les nerfs des autres sens figurent comme branches de ce nerf principal.

L'influence réflexe du trijumeau sur le nerf optique est également connue et peut se traduire par des sensations lumineuses subjectives.

Les malades atteints d'une névralgie de la 1re paire du trijumeau sont en général sensibles à la lumière.

Dans le glaucome, M. Mooren a vu deux cas où alors que l'amaurose était complète, une névralgie du trijumeau entretenait des sensations lumineuses subjectives de la manière la plus pénible.

De tous ces faits, l'auteur conclut que l'intervention du nerf optique comme conducteur des troubles sympathiques, semble au moins possible. Cependant, comme tel, le nerf optique ne joue pour M. Mooren qu'un rôle passif dans la série de ces phénomènes, car le grand nombre des dégénérescences ciliaires, que différents observateurs ont signalées dans son tronc, n'ont jamais donné lieu à une réaction sympathique. Là seulement où ces dépôts irritent sa substance, ils deviennent souvent la cause de sensations lumineuses subjectives ; dans le second cas, même lorsque celui-ci est atteint d'amaurose depuis longtemps déjà.

M. Mooren réfute les doutes qu'on pourrait *a priori* émettre sur la propriété conductrice d'un nerf optique déjà atrophié, doutes qui ont été élevés par H. Muller, Pagenstecher et Douders, en signalant la disparition de ces sensations lumineuses si pénibles pour le malade, aussitôt qu'on a fait la section du tronc du nerf optique primitivement irrité.

L'auteur cite à l'appui de son opinion un cas d'atrophie du nerf optique par ophthalmie sympathique, survenue à la suite d'une énucléation d'un globe oculaire (1860), faite justement en prévision des phénomènes sympathiques. L'auteur attribue ce fait à ce que, au moment où il voulait faire la section du nerf optique, les branches des ciseaux de Cooper se superposèrent de sorte qu'il s'ensuivit une légère convulsion du tronc nerveux.

Quelques semaines après, le malade commença à se plaindre d'un affaiblissement progressif de la vue, de photopsie et d'une légère pression frontale. Partant de la supposition que l'écrasement du bout du nerf était la source de ces symptômes inquiétants, on donna le sublimé corrosif à l'intérieur et on appliqua à la nuque un seton à entretenir longtemps. Il s'écoula plusieurs mois avant la disparition des troubles subjectifs ; mais le pouvoir visuel resta tellement réduit par suite des altérations atrophiques qui se montraient à l'insertion du nerf optique, que pendant l'été 1862, le patient put s'estimer très-heureux d'être en état de lire, quoiqu'avec peine, le n° 12 de l'Échelle de Jœger. Dans ce cas, c'est le nerf optique qui d'après M. Mooren a joué le rôle de conducteur dans un sens sympathique.

A ce fait l'auteur en ajoute un autre qui, selon lui, parle d'une manière plus décisive encore en faveur de la participation du nerf optique à la production des troubles sympathiques.

OBSERVATION. — *Rôle du nerf optique* (MOOREN.)

Il s'agissait d'une malade de 19 ans, L. B. qui, étant encore enfant, avait perdu la vue de l'œil droit par une choroïdite ectatique. Après la terminaison de la maladie, l'œil resta exempt de douleurs pendant quelques années ; puis, à la première menstruation, l'inflammation se reproduisit sous la forme d'une cyclite avec des névralgies ciliaires violentes et des extravasations sanguines répétées dans la chambre antérieure. Ces circonstances m'engagèrent à pratiquer l'énucléation, le 9 novembre 1866. Le résultat me satisfit entièrement. Les douleurs cessèrent et l'accommodation se rétablit complétement (pour œil gauche). On lui posa un œil artificiel. Je la perdis de vue jusqu'à l'été 1867, époque où elle se présenta de nouveau, se plaignant de ce que son œil la faisait souffrir et qu'il se fatiguait vite. A l'œil même on ne voyait rien, si ce n'est une injection péri-cornéale peu développée qui m'engagea toutefois à instiller de l'atropine. La malade me demanda s'il pouvait y avoir une influence irritative de la part de l'œil artificiel, à quoi je répondis bien négativement. Quelques jours plus tard, la malade revint de nouveau. Contre mon attente, les phénomènes inflammatoires avaient augmenté, l'humeur aqueuse était légèrement troublée, et l'atropine n'avait exercé presqu'aucun effet sur la dilatation de la pupille. Comme ces signes réunis m'inspiraient une certaine inquiétude, je fis revenir la malade deux jours après. Je fus bien contrarié de constater que pendant ce court espace de temps, l'inflammation avait encore augmenté. Des névralgies ciliaires excessivement pénibles s'étaient jointes aux phénomènes de l'iritis, les paupières étaient œdémateuses, la conjonctive légèrement gonflée, la pupille s'était rétrécie davantage, la paroi postérieure de la cornée était tachetée de quelques dépôts fins et pointillés. La vue s'était affaiblie dans la même proportion, au point que la malade ne distinguait plus mes doigts qu'avec peine. La mère qui m'avait amené la malade, me dit que la céphalalgie frontale se présentait maintenant avec une intensité égale aux deux arcades orbitaires.

Alors seulement je fis enlever l'œil artificiel pour examiner l'orbite.

Toute la muqueuse était tuméfiée et d'un rouge foncé, mon étonnement s'accrut lorsqu'en effleurant du doigt la paroi interne de l'orbite, je vis la jeune patiente frémir de douleur.

Chaque fois que je répétai cette épreuve, la région dans laquelle le nerf naso-ciliaire se répand d'habitude, ainsi que toute l'insertion du nerf optique, se montraient excessivement douloureuse. Evidemment les arêtes saillantes de la coque de l'œil artificiel, avaient exercé une irritation et produit ainsi les mêmes sensations douloureuses à la pression, qu'autrement on n'observe qu'en présence d'une inflammation du corps ciliaire. Dès ce moment, l'œil artificiel fut enlevé ; l'atropine, qui n'avait produit aucun effet sur les phénomènes inflammatoires violent de l'œil gauche, fut abandonné. A l'intérieur, on donna des dérivatifs, on couvrit de cataplasmes l'œil atteint d'iritis, ainsi que l'orbite enflammé, ensuite on donna le soir de la morphine suivant le besoin. Deux jours après, les névralgies ciliaires avaient disparu, l'orbite droit offrait moins de sensibilité à la pression. En même temps, il se fit une diminution progressive de l'injection péricornéale du côté gauche, puis le chemosis commença à s'effacer, et en douze jours, les symptômes inquiétants avaient tellement diminué, qu'on put reprendre les instillations d'atropine. Au bout de quelques semaines, la guérison était complète.

Ce qui me frappa le plus, ce fut la longue durée de la sensibilité de l'orbite, il s'écoula au moins trois semaines avant que cette sensibilité et surtout celle qui se rapportait au tronc du nerf optique, eussent entièrement disparu.

Pour M. Mooren, les phénomènes mentionnés dans ce cas se manifestèrent sous une forme si bien déterminée et si peu équivoque, l'influence du nerf optique irrité sur le second œil était si évidente, que la coopération du tronc du nerf optique comme conducteur de la sympathie est irrécusable.

L'auteur mentionne un cas analogue du docteur Salomon (*Dublin quaterly Journal*, XXXV, n. 58, février 1865). Il cite également un autre cas du docteur Snellen, où les phénomènes d'irritation sympathique peuvent être provoqués et supprimés à volonté, selon qu'on place ou qu'on ôte l'œil artificiel.

Nous avouons que ces faits ont pour nous une signification tout autre que celle que M. Mooren veut bien leur donner. Nous voyons dans ces cas l'action du nerf ciliaire et non point celle du nerf optique, la sensibilité produite à la pression doit être complètement rapportée aux nerfs ciliaires.

Le nerf optique possède une sensibilité, mais une sensibilité spéciale, et le phénomène subjectif qui en est la conséquence, se traduit en impressions lumineuses et non pas en sensations douloureuses.

M. Mooren cherche des preuves de l'action du nerf optique dans une forme spéciale d'ophthalmie sympathique où l'on ne constate pour tout symptôme objectif et subjectif qu'un rétrécissement concentrique du champ visuel.

Ces troubles qui, indépendamment de toute affection de la choroïde se manifestent par un rétrécissement concentrique du champ visuel et disparaissent en quelques jours aussitôt que, par l'énucléation, on a rompu la liaison des symptômes réflexes sympathiques, parlent en faveur de la participation du nerf optique.

Au congrès de Heidelberg, en 1863, Liebreich a parlé d'une autre forme de trouble visuel par cause sympathique, qui se manifestait par une photophobie et des obscurcissements du champ visuel se reproduisant à des époques régulières, durant une demi-minute à une minute, tandis que la vision centrale était restée intacte.

A l'appui de ses idées M. Mooren cite le cas suivant où il vit le nerf optique participer au trouble sympathique d'une manière plus éclatante encore.

OBSERVATION. — *Rôle du nerf optique* (MOOREN).

Un élève pharmacien avait eu l'œil gauche meurtri par l'explosion d'une fiole ; la lésion consistait en une plaie cornéoscléroticale avec prolapsus de la partie externe de l'œil et était compliquée de cataracte. Quelques jours après l'accident, le 15 mai 1867, je pratiquai une iridectomie en même temps que j'enlevai le prolapsus, et ensuite, le 6 juin, je fis l'extraction linéaire nécessitée par le gonflement de la lentille. La vue, déjà défectueuse au commencement, s'éteignit plus tard avec les symptômes d'une irido-cyclite lente qui entraîna l'agglutination de la nouvelle pupille avec les restes de la capsule.

Pendant l'été 1865, l'ouverture pupillaire s'était de nouveau refermée complétement, le globe était légèrement aplati aux insertions des muscles, le corps ciliaire offrait à la pression une réaction douloureuse si peu intense, que je doutais réellement si je devais la regarder comme un reste de l'ancienne cyclite ou bien l'attribuer uniquement à la forte compression. De plus, le malade se plaignait de sensations lumineuses subjectives qui depuis quelque temps, s'étaient déclarées à l'œil droit excellent jusqu'alors, et qui lui faisait voir les objets comme entourés d'une auréole coloriée et le forçaient à abandonner tout travail après un exercice peu prolongé de la vue, L'absence de toute altération ophthalmoscopique dans le fond de l'œil, la netteté de la vision pour les objets rapprochés ou éloignés, m'inspirèrent quelque défiance à l'égard des symptômes éprouvés par le malade ; je me décidai toutefois à enlever une portion de l'iris dont l'ouverture pupillaire s'était pendant ce temps-là complétement fermée par des exsudations, dans l'espoir que le coloboma obtenu par l'iridectomie soulagerait l'accommodation de l'œil sain. L'opération fut suivie d'un collapsus du globe à cause du ramollissement du corps vitré. Néanmoins la guérison se fit si heureusement que le malade put quitter la clinique 14 jours plus tard. Lorsqu'il revint quelques semaines après, la pupille s'était de nouveau oblitérée, mais le corps ciliaire, de même qu'auparavant, se montrait à peine sensible à la pression. L'état du second œil n'avait pas changé, l'exploration ophthalmoscopique ne donnait que des résultats négatifs.

Pour combattre la fatigue de l'accomodation, j'ordonnai l'usage d'un verre convexe, n° 50. Plusieurs mois s'écoulèrent sans que j'eusse revu le malade, alors il revint se plaignant de ce que le verre prescrit ne lui avait procuré aucun soulagement, de même l'avantage qu'il avait retiré des différents numéros plus forts était insignifiant. La chromopsie persistait comme auparavant et en outre les objets qu'il fixait attentivement semblaient agités d'un mouvement d'oscillation comme lorsqu'on regarde à travers une couche d'air chauffé.

Ces remarques furent répétées avec tant de précision que malgré moi je songeai à la possibilité d'un glaucôme naissant. Cependant le nerf optique ne présentait d'autre signe que l'excavation physiologique ordinaire et la mesure du champ visuel prise avec la lumière du jour et à la lumière artificielle, ne fournissait pas la moindre indication qui rendît le moins du monde vraisemblable ma supposition de l'existence d'un glaucôme. La partie phériphérique externe du champ visuel montrait un très-léger rétrécissement concentrique, lorsqu'on se servait d'un faible éclairage, chose qui pouvait toujours s'expliquer par l'effet de l'éclairage insuffisant. Tout ce que j'avais entrepris pendant des mois pour combattre cette sorte d'hypéresthésie optique était resté sans résultat. J'osais à peine songer à une relation de ces phénomènes avec l'œil amaurotique. Enfin je me décidai à faire l'énucléation non pas parce qu'elle me paraissait d'une nécessité urgente, mais parce que le développement subséquent de la maladie primitive pouvait toujours entraîner la possibilité que l'œil amaurotique devînt la source d'altérations sympathiques. L'opération fut pratiquée le 1er avril 1867. Les désordres qui jusque-là avaient résisté à tous les moyens, disparurent comme par enchantement et ne revinrent plus. On ne peut élever le plus léger doute quant à leur nature ; abstraction faite de la gêne de l'accommodation, ils sont purement et simplement l'expression d'une modification morbide de la fonction du nerf optique même.

Dans ce cas, dit M. Mooren, non plus que dans ceux rapportés plus haut, l'état d'excitation de la fonction spécifique du nerf optique, ne disparut pas avant que l'influence du nerf trijumeau comme médiateur de l'irritation, ou avant que cette irritation, émanant d'un corps étranger qui jouait le même rôle que ce nerf, n'eût été supprimée radicalement.

Tous ces faits mis à contribution par M. Mooren, pour étayer l'action du nerf optique, ne nous prouvent qu'une chose — à savoir, qu'il existe une forme de phénomènes sympathiques où l'on ne constate rien autre chose que des troubles fonctionnels dus à l'hyperesthésie optique de l'œil secondairement malade.

De ce que le nerf optique est le siége exclusif des phénomènes sympathiques, il ne s'ensuit pas du tout que son congénère ait servi d'intermédiaire à la production de ces phénomènes. La chose n'est pas impossible, mais elle ne nous semble pas prouvée par les faits précédents.

Le sympathique. — Après avoir essayé de démontrer l'influence du trijumeau sur l'optique par les raisons et les faits qui précèdent, M. Mooren se met en devoir de prouver son influence sur le nerf sympathique. Il cherche ses preuves d'abord dans l'observation clinique.

L'auteur rapporte le cas d'un enfant de 13 ans, qui portant un œil de verre sur un œil atrophié à la suite de blessure, fut pris d'accès d'épilepsie en même temps que des phénomènes sympathiques se développèrent sur l'œil resté sain. Cet œil fut atteint de troubles progressifs de l'accommodation, devint larmoyant, rougit facilement, et son acuité visuelle baissa jusqu'au deux tiers de son état normal.

L'énucléation fit cesser les attaques d'épilepsie et rendit à l'œil sa vision normale.

M. Mooren a encore vu deux autres cas dans lesquels une irritation continuelle des nerfs ciliaires, produite par l'accroissement de la pression intra-oculaire, produisit des symptômes épileptiformes passagers.

La physiologie est également mise à contribution par notre auteur.

Le docteur Snellen, dit-il, arrive à ce résultat que l'irritation d'un nerf sensible provoque par voie réflexe l'augmentation de l'action des nerfs vaso-moteurs du même côté et dans la même partie. Par l'accroissement de l'irritation, le mouvement réflexe se propage sur les nerfs vaso-moteurs ainsi que sur les nerfs moteurs des régions éloignées; or, la contraction temporaire des vaisseaux est toujours suivie d'un état congestif, comme conséquence nécessaire de la paralysie qui finit par s'emparer de ces mêmes vaisseaux.

Pour prouver l'action du trijumeau sur les vaso-moteurs, M. Mooren cite des cas de blennhorrhée conjonctivale d'iritis, etc., consécutifs à une névralgie du trijumeau; — ces affections rebelles à tous les traitements, disparaissaient comme par enchantement dès qu'on en supprimait la cause, c'est-à-dire la névralgie.

— De sa discussion et des faits qu'il vient d'exposer, M. Mooren, tire les conclusions suivantes :

« Dans tous les cas, l'irritation d'un nerf ciliaire provoque la réaction sympathique.

» Cette irritation d'une branche du trijumeau est la cause première et essentielle pour la formation d'une altération sympathique, même lorsque la source de l'irritation venant de l'œil primitivement atteint, avait été supprimée par l'énucléation, on pouvait observer une nouvelle éruption d'action réciproque sympathique, aussitôt que la coque de l'œil artificiel venait exercer une irritation continuelle sur les rameaux nerveux orbitaires du trijumeau. La sensibilité du point de l'orbite irrité, qu'il était possible dans ces circonstances de constater à la paroi supérieure interne, ainsi qu'à l'insertion du nerf optique, pouvait laisser indécise la question de savoir, si l'on ne doit pas attribuer au bout du nerf optique irrité une part aussi grande à la production de l'influence sympathique qu'aux filets nerveux irrités du trijumeau.

En s'appuyant sur les recherches et les observations qui ont été faites jusqu'à ce jour, il est impossible de supposer que le bout du nerf optique irrité puisse jamais devenir le point de départ d'une inflammation sympathique, parce qu'une désorganisation du tronc optique d'un côté, accompagnée d'un état d'irritation ne produit jamais de troubles sympathiques dans le sens ordinaire de ces mots.

On peut dire seulement que le nerf optique joue le rôle de conducteur pour les impressions, en tant qu'elles sont provoquées par une action réflexe nerveuse ou qu'elles sont produites par une irritation mécanique.

Dans ce sens, son rôle reste purement passif, et on ne

peut lui attribuer un rôle actif qu'en ce que son intervention peut modifier la forme de la sympathie, de telle façon qu'il existe une augmentation de la sensibilité à l'action de la lumière, comme dans l'irritation sympathique nerveuse, ou bien que son action se manifeste par une altération de sa sensibilité fonctionnelle sous la forme de sensations lumineuses subjectives ou sous celles d'anomalie du champ visuel.

L'influence du trijumeau sur l'optique et la propagation de l'irritation par ce dernier, explique pourquoi le nerf optique du second œil agit à son tour d'une munière reflexe sur le trijumeau du côté correspondant, et pourquoi le ganglion ophthalmique devient le point central de réunion de toutes ces causes d'irritation.

Nous ne pouvons nous empêcher de trouver au moins singulier ce rôle que M. Mooren veut faire jouer au nerf optique.

Nous voulons bien accorder une certaine influence à ce nerf; nous avons exposé précédemment tous les éléments capables de prouver son action ; les cas de Cohn semblent attester qu'il faille parfois, très-rarement, en vérité, accuser l'intervention de ce nerf, mais nous aimons mieux nous contenter de signaler le fait plutôt que d'en venir à la théorie de M. Mooren. Nous sommes persuadé que ce rôle passif n'a guère la chance d'être corroboré par les observations et les expériences nouvelles.

M. Mooren, du reste, après avoir exposé sa théorie du nerf optique, est loin de la confirmer par les idées qu'il expose un peu plus loin :

« Ces relations, dit-il (en parlant de celles qui unissent l'optique au trijumeau), ne suffisent pas pour expliquer l'apparition de troubles sympathiques, il faut encore un troisième facteur qui exerce une influence sur l'état de la nutrition, de la sécrétion et de l'accommodation. Ces influences ne peuvent se manifester autrement que par le concours du grand sympathique.

» Pour le moment, dit M. Mooren, il n'est pas encore possible d'assurer par quelle voie cette intervention se propage, si elle se propage par l'intermédiaire des centres, ou bien si elle se fait par la transition directe qu'Adaminck soutient exister entre les fibres du sympathique et le nerf optique.

C'est dans le ganglion ophthalmique du deuxième œil qu'il faut chercher le foyer central des influences médiatrices sympathiques.

En envisageant les phénomènes à ce point de vue de la pathogénie, la diminution progressive de l'amplitude de l'accommodation de l'œil atteint pas sympathie s'explique. Wagener Schmidt, Von Hippel, Grünberg et autres observateurs ont prouvé expérimentalement que cette anomalie se produisait par l'action réflexe d'une fibre irritée de la cinquième paire sur le sympathique.

Ce même fait se produit à la suite d'un tiraillement du nerf sympathique dans les affections les plus diverses de la matrice et des reins, sans qu'on puisse constater une augmentation de la pression intra-oculaire comme les expérimentateurs l'admettent généralement pour expliquer ce singulier phénomène.

L'irritation continue du trijumeau amène l'épuisement de l'action du sympathique. Cette donnée explique le changement qui s'opère dans l'injection péri-cornéale tout au commencement des inflammations sympathiques. Elle est l'expression du relâchement paralytique des parois des vaisseaux. De là aussi la facile rupture des synéchies par les instillations d'atropine, phénomène qu'on chercherait en vain dans les formes inflammatoires d'iritis proprement dites, avec hypérémie égale.

En résumé : il ressort de l'exposé que nous venons de faire des diverses opinions sur la pathogénèse des phénomènes sympathiques que si la cause première réside le plus souvent dans l'irritation d'un des filets éclairés, quelquefois, mais rarement, dans la rétine ou le nerf optique (cas de Cohn), cette cause agit le plus souvent, sinon toujours, par l'intermédiaire du grand sympathique, par les vaso-moteurs.

Les divers auteurs que nous avons cités ont donné des

raisons excellentes qui prouvent que les altérations sympathiques de l'œil doivent être attribuées à des troubles réflexes de la circulation ; nous allons les rappeler brièvement :

M. Rondeau nous a fait voir que si les désordres de la circulation sont momentanés, s'ils disparaissent quelque temps après la cause qui les a suscités, les troubles fonctionnels sont passagers. Si l'excitation est assez puissante, ou si la cause d'irritation persiste dans l'œil et donne ainsi lieu à un effet réflexe prolongé, les altérations purement fonctionnelles au début ne tardent pas à devenir sérieusement organiques.

Les manifestations rapides de photophobie, de photopsie, d'amblyopie, dont l'invasion suit de très près la blessure de l'autre organe ou se produisent quelquefois avec elle, la facilité avec laquelle disparaissent ces premiers accidents, leur récidive fréquente, toutes ces choses ne peuvent s'expliquer qu'en admettant un trouble circulatoire présidant à leur développement.

M. Mooren, de son côté, nous a fait voir des accès épileptiques coïncidant avec l'invasion de phénomènes sympathiques et montrant par là la réaction du trijumeau sur le nerf sympathique en général.

Nous avons avec cet auteur pris connaissance des expériences de Snellen, qui est arrivé à ce résultat, à savoir :

1° que l'irritation d'un nerf sensible provoque, par voie réflexe, l'augmentation de l'action des nerfs vaso-moteurs du même côté et dans la même partie ;

2° Que par l'accroissement de l'irritation le mouvement réflexe se propage sur les nerfs vaso-moteurs ainsi que sur les nerfs moteurs des régions éloignées.

Enfin, en tirant ses conclusions, M. Mooren insiste encore sur un symptôme qui est tout à l'actif du grand sympathique, nous voulons parler de la diminution progressive de l'amplitude de l'accommodation.

Wagener, Smidt et autres observateurs ont prouvé expérimentalement que cette anomalie se produisait par l'action d'une fibre irritée de la cinquième paire sur le sympathique

La clinique s'accorde sur ce point avec l'expérimentation et nous montre ce symptôme dans les affections les plus diverses de la matrice et des reins — là où un seul intermédiaire existe — le grand sympathique.

Pour notre part nous admettons complètement le rôle des vaso-moteurs dans la production des phénomènes sympathiques. Nous nous rallions tout à fait à cette théorie d'autant plus que nous avons pour le faire, outre les raisons précédentes, une preuve palpable de l'action du sympathique. Cette preuve nous la tirons de la première observation que nous relatons dans la 1er partie de notre travail. Nous prouvons dans cette première partie qu'il existe une forme d'ophthalmie sympathique dont les phénomènes physiques et fonctionnels ont leur siége dans le nerf optique. Dans cette forme les milieux de l'œil sont transparent. Aussi est-il permis de voir à l'ophthalmoscope les moindres changements qui surviennent dans les vaisseaux. Si réellement, dans l'affection qui nous occupe, les vaso-moteurs jouent un rôle prédominant, il est évident que c'est dans la papille que se trouve la solution de la question. Aucun organe n'est plus propre en effet pour étudier les phénomènes dont les vaisseaux sont le siége.

Jusqu'ici les altérations de la papille n'ont encore été signalées qu'à leur degré extrême (atrophie.) Il n'existe d'autre fait observé tout à fait au début (alors seulement on peut voir la genèse des lésions)· que celui de Demander (clinique ophthalmologique du docteur Abadie).

Dans ce fait où le nerf optique a été le siége des manifestations sympathiques, nous avons été frappé surtout par les phénomènes dont les vaisseaux de la papille furent le siége.

Les artères devinrent filiformes et présentèrent le pouls artériel. Leur calibre était tellement diminué qu'elles n'avaient plus de double contour. La production subite de ces changements de calibre et d'aspect ne permettaient pas de croire à des lésions matérielles et forcément l'on était amené à admettre une influence vaso-matrice. Ce qui n'était d'abord qu'une hypothèse se changea en certitude quand on vit les phénomènes qui survinrent à la suite des opérations faites sur les deux yeux à diverses reprises.

Chaque opération (iridectomie et désenclavement)· avait pour ainsi dire la propriété d'annihiler l'excitation des vaso-moteurs — ainsi après chaque opération on voyait les troubles visuels disparaître en partie, en même temps que le calibre des artères redevenait normal et que le pouls artériel disparaissait. Les vaso-moteurs cessaient d'être excités, et alors le sang circulait librement dans les·vaisseaux. Il nous semble que le cas est des plus nets et qu'il est de nature à confirmer d'une façon toute particulière la théorie vaso-motrice de l'ophthalmie sympathique. Si nous pouvons considérér comme certain d'une part le rôle des vaso-moteurs comme cause directe de l'ophthalmie sympathique. D'autre part le rôle du plexus ciliaire et peut-être de la rétine et du nerf optique de l'œil primitivement malade comme pouvant mettre en jeu la cause directe, il reste tout un problème à résoudre, c'est celui de savoir par quelle voie se fait la transmission de l'excitation première des nerfs ciliaires et autres (nerf optique et rétine) aux filets sympathiques de l'autre œil.

Le problème, nous l'avouons, est au-dessus de nos forces et nous nous contentons d'en poser les termes pour finir ce que nous avons à dire concernant la pathogénie des phénomènes sympathiques de l'œil.

TROISIÈME PARTIE

Traitement.

Nous ne rappellerons pas ici l'historique de cette question, nous ne voulons pas non plus faire un exposé didactique des moyens thérapeutiques employés contre cette affection. Nous ne ferons qu'indiquer brièvement les différents moyens proposés par les auteurs, nous réservant d'insister un peu plus sur quelques points particuliers.

L'énucléation de l'œil primitivement malade, reste toujours le moyen le plus efficace pour faire disparaître les phénomènes sympathiques, elle est presque le spécifique de cette affection. De l'avis de la plupart des auteurs, il faut procéder à cette opération dès qu'il est évident que la lésion siégeant dans le premier œil peut avoir une influence fâcheuse ; et cette influence est à craindre dès que la région ciliaire de l'œil primitivement malade devient sensible, comme le dit M. Mooren, c'est la cyclite, qui toujours est la raison déterminante de l'opération. —

Nous avons relaté deux faits dans la deuxième partie de notre thèse qui s'inscrivent en faux contre l'absolu de cette règle. Dans ces deux cas, qui appartiennent à M. Cohn, la région ciliaire n'était le siége d'aucune lésion et d'aucun phénomène subjectif. Toutes les lésions étaient dans le fond de l'œil, et il ne semblait pas à l'observateur qu'elles pussent engendrer des phénomènes sympathiques. — Ces phénomènes survinrent néanmoins, et l'énucléation de l'œil primitivement malade mais ne présentant aucun trouble ciliaire, fut parfaitement suivie de la disparition des accidents·

Ces faits élargissent à notre avis le domaine de l'énucléation préventive. Ils sont de nature à engager le chirurgien à procéder à l'énucléation de l'œil blessé quelles que soient les lésions dont il est le siége dans le cas où la fonction de cet œil est perdue.

Nous renvoyons pour les détails de l'opération et le pansement consécutif à l'excellente thèse du Dr Ledoux, 1871.

Les résultats de l'opération varient un peu selon les cas: lorsqu'elle est pratiquée préventivement ou bien lorsque l'œil pris sympathiquement n'est le siége que de troubles fonctionnels, elle donne d'une part toute certitude contre l'apparition de phénomènes sympathiques, et de l'autre elle rend toute l'intégrité fonctionnelle à l'œil qui reste. Néanmoins il est juste de signaler les deux cas du Dr Graëfe chez lesquels l'excision n'empêcha pas les deux yeux pris de phénomènes nerveux de devenir aveugles. — Nous rappellerons également le fait de M. Mooren où l'on vit survenir une atrophie papillaire à la suite de l'énucléation.

Les résultats sont différents si l'inflammation s'est déjà emparée du second œil :

Alors dit M. Mooren il faut toujours un traitement extrêmement long pour n'obtenir qu'un résultat des plus modestes, témoin le cas du docteur Piolay relaté dans la 3° partie de notre travail. Dans ce cas, il y eut au bout de trois semaines après l'opération, récidive de l'irido-choroïdite avec apparition de neuro-rétinite, le tout aboutissant à une acuité visuelle 5/200.

Néanmoins d'après M. Laqueur la forme de l'inflammation a une influence sur le résultat de l'opération. Ainsi d'après cet auteur :

1° L'énucléation est d'un effet satisfaisant dans l'irido tératite sympathique, — les faits de cette forme relatés dans la thèse de M. Ledoux confirment cette manière de voir.

2° L'opération réussit ordinairement à enrayer la marche de l'irido-cyclite séreuse.

3° L'opération est rarement suivie de succès dans l'irido-cyclite plastique.

Même dans ce dernier cas, il faut encore recourir à l'énucléation. Elle produit toujours une amélioration. L'irido-cyclite sympathique prend presque toujours une marche plus chronique dès que l'œil est énuclée, et en outre, comme le fait remarquer M. Ledoux, l'opération enlève la cause d'irritation et permet aux moyens ultérieurement employés d'agir plus efficacement contre l'irido–choroïdite.

Des auteurs ont préconisé l'énucléation partielle : des faits de récidive signalés par quelques chirurgiens Follin le premier, semblent devoir engager les praticiens à toujours procéder à l'énucléation totale.

D'autres moyens ont encore été proposés pour remplacer l'énucléation de l'œil.

1° De Graëfe, pendant quelque temps employait le séton; son but était de produire une choroïdite suppurative qui détruisît les filets ciliaires. Le plus souvent ce moyen réussit, mais dans quelques cas, le moignon qui reste devient douloureux et l'on est obligé de recourir à l'énucléation de l'œil. Aussi, de Graëfe a-t-il fini par abandonner ce moyen presque complètement ; il le réservait, paraît-il, pour les yeux hydrophthalmiques.

2° Rondeau, en 1866, proposait la section des nerfs ciliaires (nerfs optiques et ciliaires). Weber (de Vienne) et Meyer en France, ont exécuté cette opération. Ce dernier dans un cas, dut recourir à une seconde opération. En outre, Arlt a constaté la réunion des nerfs ciliaires ; ainsi pour ces diverses raisons la section des nerfs ciliaires était presque délaissée.

Nous croyons que cette opération mérite d'être remise en honneur. Elle est facile à exécuter, son innocuité est complète. Nous ne la mettons pas en parallèle avec l'énucléation quant aux résultats obtenus ; mais dans certains cas, nous pensons qu'elle peut rendre des services réels et, bien qu'elle produise l'atrophie de l'œil il faudra parfois la proposer et l'exécuter.

Du reste, quelques ophthalmologistes semblent y revenir. Ainsi, M. Snellen a fait la section des nerfs ciliaires avec succès dans un cas publié dans les dernières archives d'ophthalmologie. Le globe oculaire dans ce cas était très-douloureux. M. Abadie a également pratiqué cette opération avec succès.

Notre maître estime que cette méthode de traitement mérite d'être généralisée. Il est d'avis de toujours la pratiquer quand le moignon est douloureux et de réserver l'énucléation pour les cas où les phénomènes sympathiques sont déclarés.

La section des nerfs ciliaires serait surtout une opération préventive. A ce titre, elle serait acceptée par le malade alors que l'énucléation du globe oculaire serait certainement rejetée.

3° Enfin, l'iridectomie sur l'œil primitivement malade, a été mise en avant par plusieurs auteurs. Nous demandons à insister un peu plus sur cette méthode thérapeutique, et, pour cela, nous prenons un fait : Le cas de Demander (1ʳᵉ partie).

Dans ce fait, l'œil primitivement lésé fonctionnait beaucoup mieux que l'œil pris sympathiquement. Il y avait sur le premier œil un enclavement de l'iris dans la plaie cornéenne. Le fonctionnement de l'iris était gêné, cet organe était tiraillé et ces tiraillements paraissaient évidemment la cause des phénomènes symphatiques.

Fallait-il dans ce cas procéder à l'énucléation ? Le médecin ne put se résigner à proposer au malade une opération que ce dernier aurait certainement refusée. Singulier moyen, en effet, que celui qui, pour sauver un organe défectueux, détruit l'organe congénère dont les fonctions s'accomplissent plus régulièrement ! On fit une iridectomie sur l'œil primitivement blessé, le résultat en fut excellent momentanément, l'acuité visuelle augmenta dans les deux yeux. Ce résultat ne se maintint pas, l'acuité visuelle baissa de nouveau et les phénomènes ophthalmoscopiques observés primitivement sur la papille du second œil se prononcèrent davantage. Une seconde iridectomie fut faite

mais sur le second œil pris sympathiquement ; il est intéressant de noter que l'opération donna les mêmes résultats que la première. Bref, les phénomènes sympathiques
se reproduisirent. La cause productrice existait donc toujours sur le premier œil, il s'agissait de la reconnaître et
de la faire disparaître.

L'œil coupable, dont les fonctions étaient plus intactes
que celles de l'autre, n'offrait d'autre phénomène subjectif
qu'une sensibilité au niveau de la région ciliaire et cette
sensibilité se trouvait limitée au côté interne, juste point
correspondant au siége de l'enclavement de l'iris dans la
plaie cornéenne. Aucune lésion objective n'existait d'ail-
leurs. Il n'y avait donc à faire ici qu'une seule hypothèse,
à savoir que l'enclavement de l'iris était la cause des accidents.

L'iridectomie faite précédemment avait pour but d'empêcher les effets de l'enclavement, les tiraillements ; mais
cette opération n'ayant pu donner ce résultat, il fallait en
arriver à un autre procédé opératoire, plus radical ; on
essaya de désenclaver l'iris.

Une première tentative ne réussit pas. Les adhérences
entre l'iris et la cornée étaient tellement solides qu'une
spatulette introduite par la plaie cornéenne ne put séparer
que très-incomplètement les deux organes. Du reste l'opération présentait de sérieuses difficultés, car l'adhérence
entre l'iris et la cornée existait dans une assez grande
étendue, et à ce niveau il n'existait pas de chambre antérieure.

Une seconde tentative fut faite d'une façon différente.
Le couteau de de Graëfe fut introduit dans la chambre antérieure au-delà, c'est-à-dire au côté externe de la partie
enclavée, puis ramenée en dedans, jusqu'à la section complète à l'union de la sclérotique et de la cornée. Par cette
manœuvre le couteau sectionnait forcément l'iris à la base
de l'enclavement et la partie enclavée se trouvait séparée
du reste de l'iris, cela fait, on enleva avec des pinces les
portions iriennes adhérentes à la cornée, puis on régula-
risa la plaie qu'on avait faite à l'iris. Durant l'opération le

malade fut très-agité, en sorte que la cristalloïde fut légè_
rement touchée, comme le prouva l'apparition de quelques
opacités dans le cristallin.

Le désenclavement de l'iris, dans ce cas, a été suivi de
résultats peu encourageants. Les phénomènes sympathiques ont continué à progresser, et l'œil primitivement
blessé est le siége d'opacités cristalliennes ? Néanmoins, il
ne faut pas ici trop accuser le traitement employé. Il est
certain par exemple que la cataracte est une complication
purement accidentelle. D'un autre côté on est en droit de
se demander si la forme d'ophthalmie sympathique, observée dans ce cas, n'est pas de nature à disparaître diffi-
cilement ; en outre, ce fait ne peut pas encore être jugé,
attendu qu'il n'est pas encore passé, l'avenir nous montrera la marche ultérieure des phénomènes, et, bien que
le pronostic soit ici assez grave et doive surtout être très-
réservé, on ne peut pas refuser la possibilité d'une marche
favorable des phénomènes morbides.

Quoi qu'il en soit, nous croyons que la conduite tenue
dans ce cas est parfaitement légitimée par la nature du
fait lui-même et nous sommes d'avis qu'elle doit être
suivie dans les cas analogues. Pour formuler autrement
notre opinion, nous dirons :

« Lorsque dans un œil, cause de phénomènes sympathiques, la vision est conservée, s'il n'existe pas d'autre
lésion qu'un enclavement cornéen de l'iris, on est autorisé
pour combattre les manifestations sympathiques à pré-
férer à l'énucléation, l'iridectomie ou le désenclavement
de l'iris.

Nous croyons que la section de l'iris dans ces cas, est
susceptible de rendre de grands services : nous estimons
en effet, d'accord avec les données pathogéniques que
nous avons exposées plus haut, que cette opération peut
répondre aux deux indications suivantes : faire cesser les
phénomènes sympathiques tout en conservant l'œil primitivement malade.

On comprend que la réalisation de la dernière indication met cette opération bien au-dessus de l'énucléation dans ces cas particuliers.

Nota : Les renseignements que nous recevons au sujet du malade en question, le 31 octobre, au moment où nous allons remettre ce travail à l'impression, confirment complètement ce que nous venons de dire.

En effet, les douleurs sont complètement calmées depuis quelques jours, il n'y a plus la moindre souffrance.

Œil droit. — L'iris est tout-à-fait libre d'adhérence, les opacités du cristallin sont très-limitées, une iridectomie de ce côté, suffira pour permettre à cet œil de fonctionner malgré ces opacités.

Œil gauche. — Le malade lit la troisième ligne D. L. N. à 20 pieds (Tableau de Snellen). Plus de brouillards. A l'ophthalmoscope : les artères ont repris leur double contour, elles ne sont plus filiformes, plus de pouls artériel, la pupille est plus nette. La vision s'améliore tous les jours.

VERSAILLES. — IMPRIMERIE CERF ET FILS, 59, RUE DU PLESSIS